cinco

minutos de cura

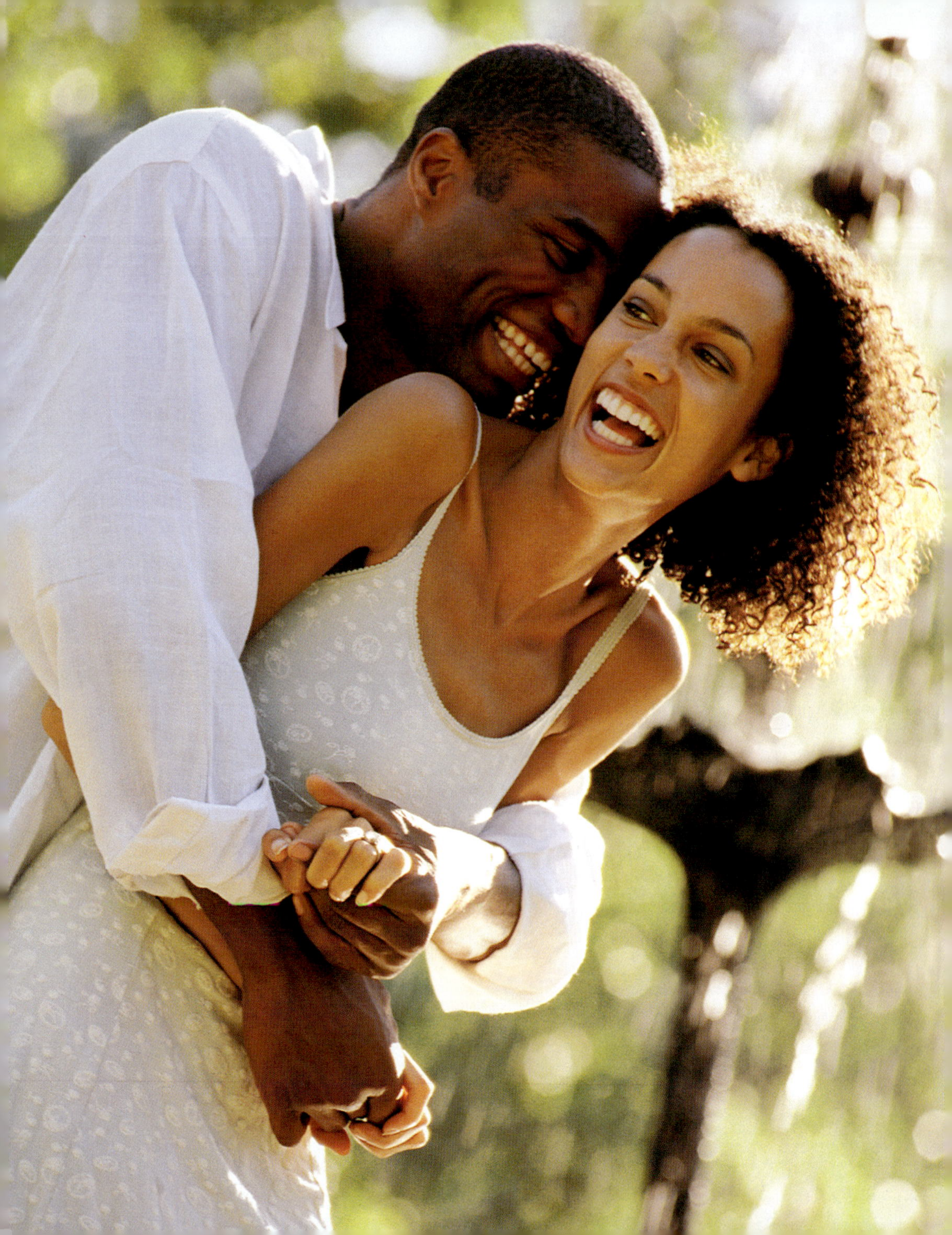

cinco
minutos de cura

Um guia para quem é muito ocupado e deseja vitalidade e energia todos os dias, a toda hora

jane alexander

Manole

um original gaia

Os livros Gaia celebram a visão Gaia, a vida auto-sustentada na Terra e o desejo de ajudar seus leitores a viver em harmonia pessoal e com o planeta.

Design	Phil Gamble
Fotografia	Gus Filgate, Dominic Blackmore, Paul Forrester, Iain Bagwell
Ilustração	Mark Preston

Título do original em inglês: *The Five Minute Healer*
Tradução: Maria de Lourdes Giannini
Revisão de texto: Ana Luiza V. V. do Couto França
Maria Rosa Carniccelli Kushnir
Editoração Eletrônica: ABBA Produção Editorial Ltda.

Este livro foi catalogado na CIP.
ISBN 85-204-1132-0
1ª edição brasileira — 2001

Direitos adquiridos para a língua portuguesa pela:
Editora Manole Ltda.
Rua Conselheiro Ramalho, 516 – Bela Vista
01325-000 – São Paulo – SP – Brasil.
Fone: (0__11) 283-5866 - Fax: (0__11) 287-2853
Futuro Centro Administrativo:
Avenida Ceci, 672 – Tamboré
06460-120 – Barueri – SP – Brasil
Fone: (0_ _11) 7295-2294 – Fax: (0_ _11) 7291-0858
info@manole.com.br
www.manole.com.br

Impresso em Cingapura
Printed in Singapore

IMPORTANTE
As técnicas descritas neste livro devem ser usadas com bom senso. Observe sempre as precauções indicadas e consulte seu médico se tiver alguma dúvida.

AGRADECIMENTOS
Todas as fotografias/ilustrações são de Gus Filgate, Dominic Blackmore, Paul Forrester, Iain Bagwell e Mark Preston, com exceção de: Digital Vision pp. 2, 8, 40, 41, 42, 43, 51, 112, 120, 142; ImageSource pp. 53, 80, 81, 82, 83; PhotoDisc p. 45; Tony Stone Images pp. 54, 66, 104, 117, 128, 130, 134, 137, 144, 147.

A Gaia Books gostaria de agradecer a Lynn Bresler, Gwen Rigby, Dee Jones, Kate Smith, Suzi Langhorne, Dianne Rhule, Zoe Calvert, Mark Bowden, Patrick Jones, Kentaro Suyama, Penny Markham e Louise Pickford.

Como usar este livro

Quem não gostaria de uma dose extra de energia? Quem não gosta de se sentir vivo e leve, tranqüilo e concentrado durante o dia inteiro? A resposta está neste livro. Técnicas simples, derivadas de terapias naturais, podem nos ajudar a manter a saúde e a vitalidade. Elas podem equilibrar nossa energia e nossa força vital, permitindo-nos respirar calmamente diante do estresse e das exigências do cotidiano.

E se você simplesmente não tem tempo para estudar e procurar conhecer a melhor terapia? E se nunca dispõe de algumas horas para gastar em práticas esotéricas, exercícios longos ou dietas complicadas? O livro *Cinco Minutos de Cura* já teve todo este trabalho por você. Ele deixa de lado todas as pesquisas, decisões e dilemas, oferecendo apenas soluções claras e rápidas – e que realmente funcionam.

Projetado dentro da estrutura de um dia comum de trabalho, cada capítulo apresenta técnicas naturais e eficientes para fazer com que você se sinta bem e cheio de energia e otimismo. No caso de ter que passar horas no trânsito ou lidar com uma reunião difícil, são apresentadas soluções rápidas. Se você precisar de uma dose instantânea de energia ou de calma depois de um dia estressante, *Cinco Minutos de Cura* tem a resposta. Aqui, as pessoas ocupadas encontram tudo que precisam para sobreviver no mundo moderno.

Você escolhe como quer usar este livro. Ele pode, por exemplo, servir de manual rápido de referência. Quando você sentir que sua energia está diminuindo ou que seu nível de estresse está crescendo, abra o livro em uma página qualquer e encontre uma dica. Se você quiser ir mais longe, use-o como um guia completo para seu estilo de vida – como se ele fosse um mapa para uma vida mais saudável. Se você realmente precisa colocar sua vida nos eixos, ter mais energia e sintonizar seu corpo com mente e alma, use todas as sugestões que apreciar. Quanto mais você tentar, melhor se sentirá!

Espero que você goste das técnicas e exercícios deste livro e que eles sejam eficientes e divertidos. O segredo de manter hábitos saudáveis é descobrir seus aspectos mais agradáveis. Ninguém deseja ser um escravo de suas obrigações – a vida deve ser divertida! Portanto, desejo a você boa saúde, muita energia e uma vida maravilhosa.

Sumário

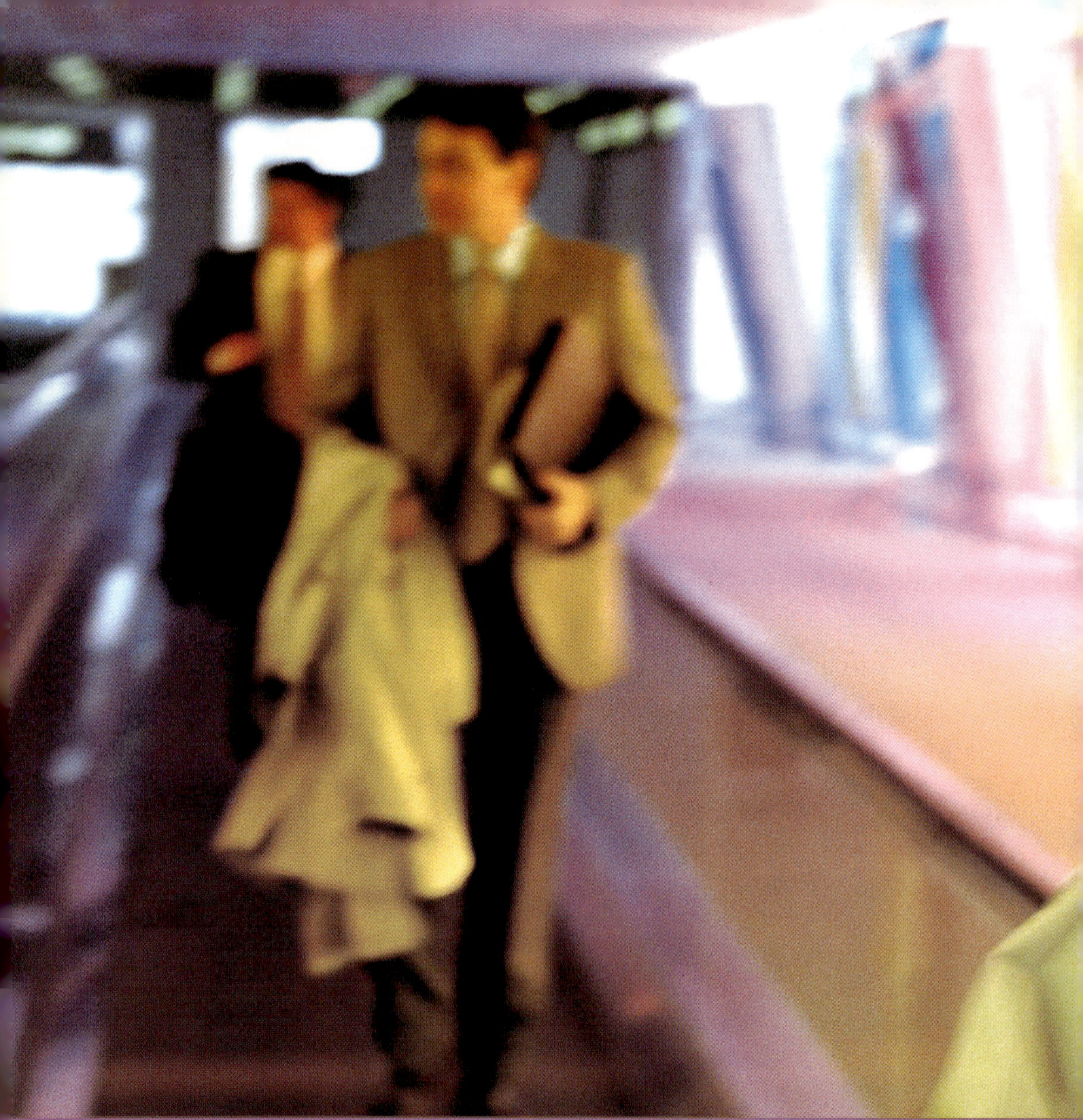

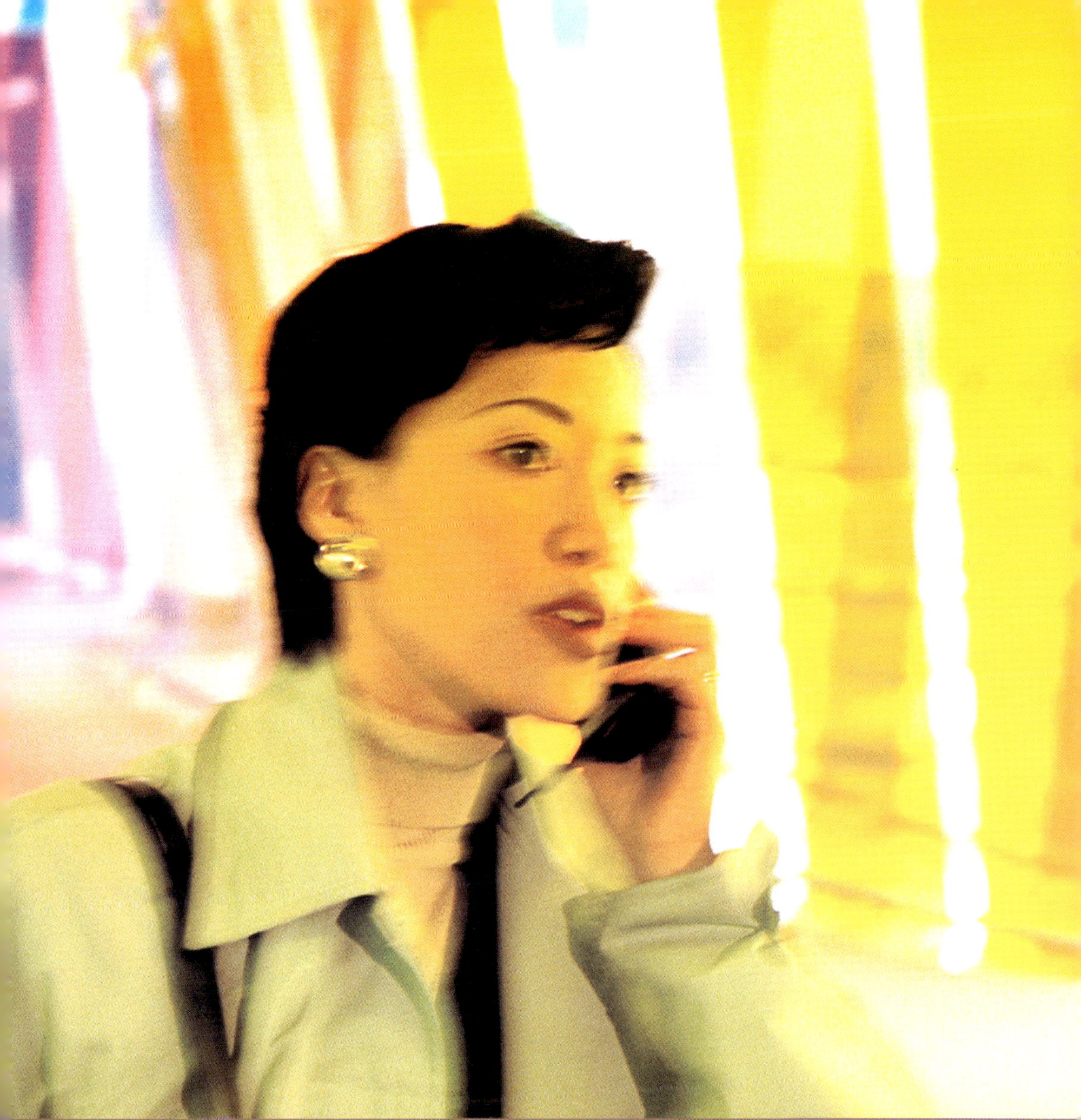

Parte um: Levante-se e vamos lá!

Os primeiros minutos após o despertar estabelecem o ritmo do dia inteiro. Anime-se logo cedo e seu dia será ótimo.

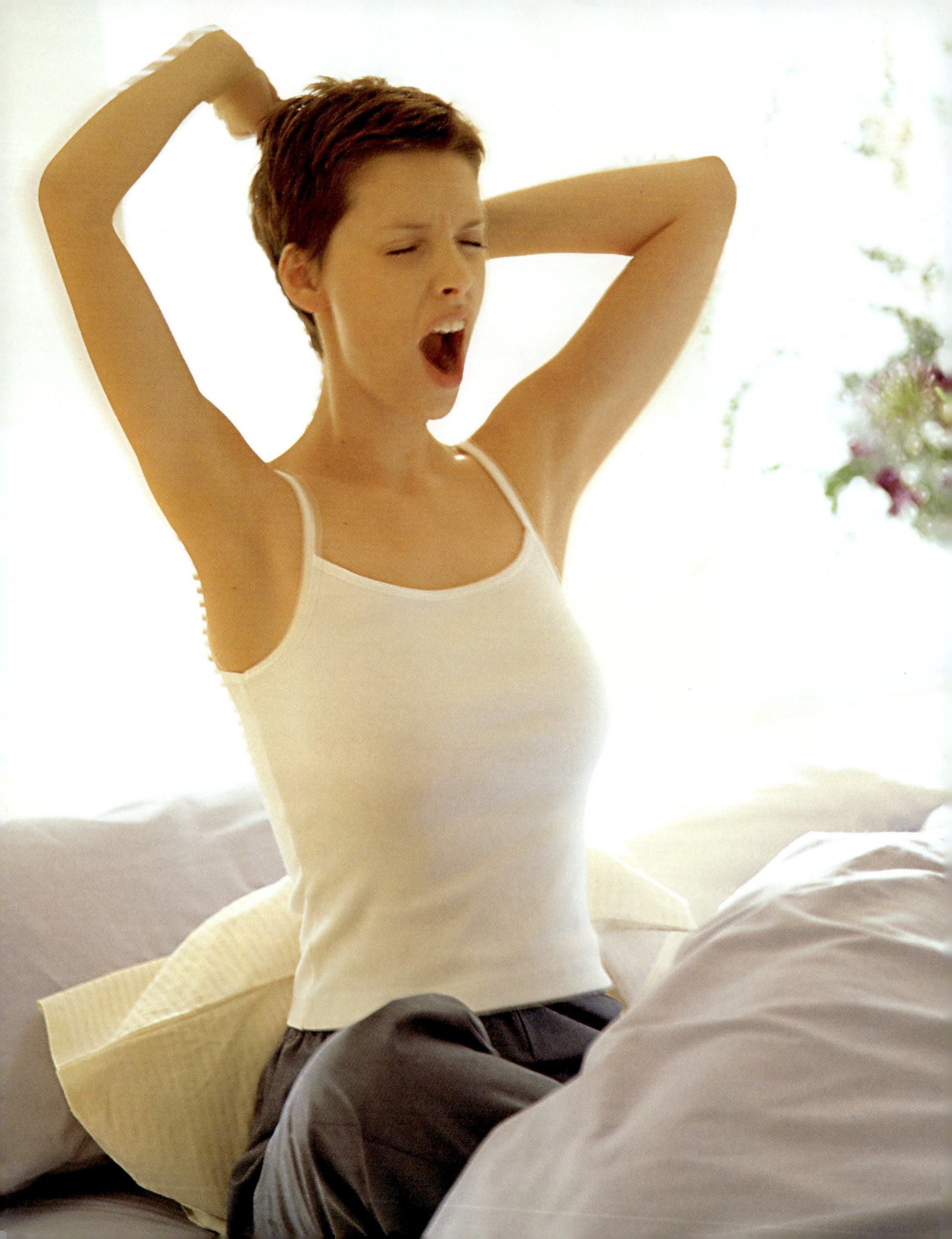

CAPÍTULO UM

Um começo positivo

Bom dia! Um novo dia, um novo começo – tire o máximo proveito. O início do dia é crucial. Seu humor e sua atitude nos primeiros minutos após o despertar estabelecem o ritmo do restante do dia. Se você se "arrasta" ao sair da cama, preocupando-se com o dia que terá pela frente, está destinado a continuar assim o dia todo. Portanto, inicie o dia da forma que você deseja que ele continue – cheio de vida, energia, entusiasmo e alegria.

Começar bem o dia envolve dois fatores essenciais. Primeiro, uma boa movimentação: quando você sai da cama, depois de uma longa noite, é preciso aquecer e movimentar o corpo – para dar a sua energia vital e sutil, o *chi*, um banho de vitalidade.

Portanto, comecemos com alguns alongamentos para espantar a sonolência. Depois, você pode acordar e cumprimentar o sol com ioga ou pulando em uma cama elástica, enquanto assiste ao noticiário da manhã. Ondas de energia atravessam sua coluna quando você toma um banho revigorante e esfrega bem a pele. Para completar a rotina do despertar, exercícios de *chi kung* o deixarão com "os pés no chão", permitindo que você enfrente o dia cheio de calma e confiança.

Depois, é necessário analisar sua atitude. Como você quer que seja seu dia? Você precisará estar calmo e concentrado ou cheio de poder e autoridade? Seu dia será difícil, com reuniões ou decisões complicadas? Neste capítulo, procuramos maneiras de colocar sua mente no ritmo do dia que o aguarda.

Acredite ou não, a escolha da roupa também pode ajudá-lo a conquistar os objetivos estabelecidos para seu dia. Siga os conselhos deste livro sobre cores, para estar vestido para o sucesso.

Portanto, cumprimente o novo dia com um sorriso e um alongamento – por mais difícil que isso possa ser. Lembre-se de que apenas você tem o poder de transformar o seu dia. Aproveite!

Um novo dia, um novo começo

Você acabou de acordar. Dê boas-vindas ao início desse novo dia. Tudo o que você faz nesses primeiros cinco minutos pode afetar profundamente o restante do dia que terá pela frente. Por isso, comece da forma que você deseja que ele continue.

O DESPERTAR DA MENTE E DO CORPO

1 *Quando você acordar, não pule da cama – passe alguns momentos concentrado em seu corpo. Quais são suas sensações?*

2 *Alongue o corpo, flexionando lentamente os braços sobre a cabeça e empurrando os pés na direção da borda da cama.*

3 *Erga os joelhos até o peito e depois role suavemente sobre um dos lados do corpo. Gire lentamente a cabeça e os braços na direção oposta. Você poderá ouvir algumas vértebras estalando. Repita do lado oposto.*

4 *Agora, sente-se na borda da cama. Suavemente, aproxime a orelha direita do ombro direito e depois faça o mesmo do lado esquerdo. Repita cinco vezes.*

5 *Fique em pé. Sinta a força silenciosa e vigorosa que emana da terra para seus pés. Erga os braços e imagine a energia solar se derramando sobre sua cabeça, enchendo-o de confiança e otimismo.*

6 *Abaixe os braços até a altura da cintura e balance-os suavemente de um lado para o outro, permitindo que seu corpo também vire lentamente com esses movimentos. Visualize seu corpo se tornando flexível o suficiente para lidar com todas as situações que serão enfrentadas durante o dia.*

7 *Junte as mãos, feche os olhos e estabeleça seu objetivo para esse dia. Pode ser algo assim: "Meu dia de trabalho será cheio de visão, verdade e bondade". Escolha seu objetivo, mas que seja significativo.*

NOTAS

★ *Não faça o alongamento se acordar com frio – primeiro, você precisará aquecer seus músculos.*

★ *Se tiver algum problema no pescoço ou nas costas, consulte seu médico antes de praticar esses exercícios.*

Elimine a sonolência

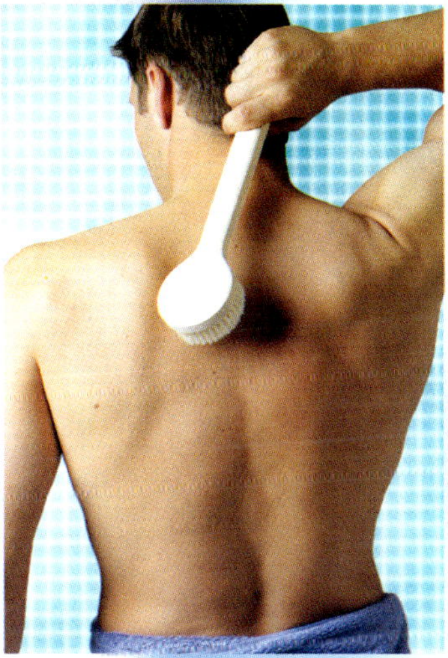

Transforme seu banho matinal em um *mini-spa*. Esfregar a pele é uma das maneiras mais simples e eficazes de recarregar a energia e melhorar a saúde. Esse hábito estimula o sistema linfático (uma parte essencial do sistema imunológico do corpo) e ajuda a eliminar as toxinas. Há quem afirme que também combate a celulite e torna sua pele mais brilhante e saudável. Depois de esfregar a pele, tome um banho gostoso e faça algumas afirmações positivas: agora você está pronto para enfrentar seu dia.

COMO ESFREGAR A PELE

1 *Use uma escova de cabo longo e cerdas naturais.*

2 *Esfregue a pele ainda seca, antes de entrar no chuveiro. Siga esses passos e esfregue todo o corpo durante pelo menos cinco minutos, até a pele brilhar.*

3 *Comece pelo peito, dedos e planta dos pés. Depois, vá subindo pelas pernas com movimentos longos e suaves. Não se esqueça de esfregar sempre na direção da virilha (local de linfonodos importantes).*

4 *Depois, esfregue as nádegas e a coluna lombar, na direção das axilas (outro centro importante de linfonodos).*

5 *Agora, esfregue os dois lados dos braços, partindo das mãos (incluindo as palmas) na direção das axilas.*

6 *Continue esfregando os ombros e depois o peito, na direção do coração. As mulheres não devem esfregar os mamilos. Depois, esfregue a nuca com movimentos para baixo.*

7 *Use um movimento circular para esfregar a área abdominal, evitando os genitais. Esfregue no sentido horário, para estimular o cólon.*

Cumprimente o novo dia

A Saudação ao Sol é uma forma perfeita para iniciar o dia. Essa é uma rotina bem conhecida da ioga: massageia os órgãos internos e alonga todos os músculos do corpo, aumentando assim a flexibilidade.

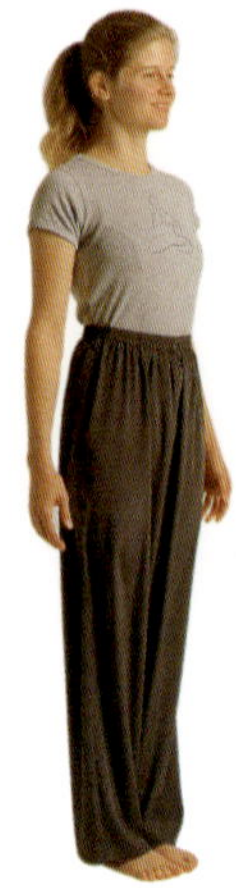

COMO EXECUTAR A SAUDAÇÃO AO SOL

Comece fazendo a série inteira uma vez e vá aumentando gradualmente, até repeti-la doze vezes. Com a prática, você será capaz de se mover lentamente de uma posição para a seguinte. Talvez seja uma boa idéia gravar essas instruções em uma fita cassete.

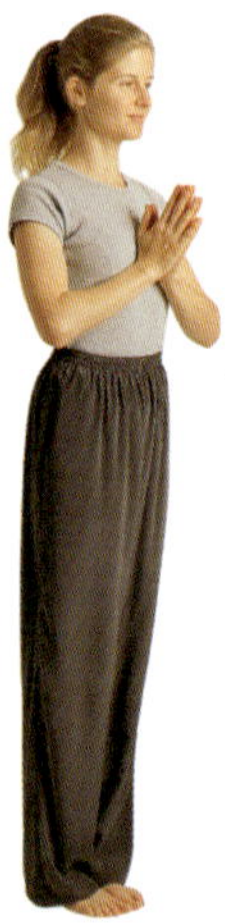

10 *Retorne à posição em pé, com os pés juntos, braços ao longo do corpo. Expire enquanto olha para a frente e junte as mãos.*

1 *Fique em pé com os pés juntos, e os braços ao longo do corpo. Alinhe o queixo, olhe para a frente e mantenha os ombros relaxados.*

9 *Expire e volte à posição 3. Depois, erga os braços, inspire e olhe para trás, como na posição 2.*

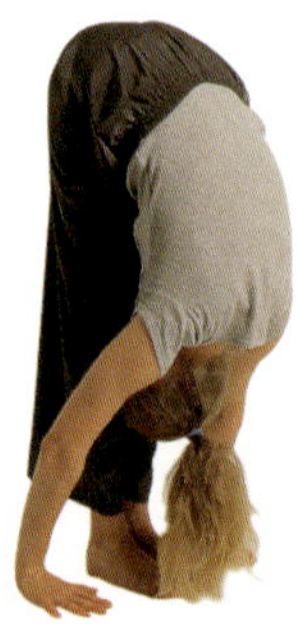

8 *Inspire e volte à posição 4, desta vez com a perna esquerda alongada para trás.*

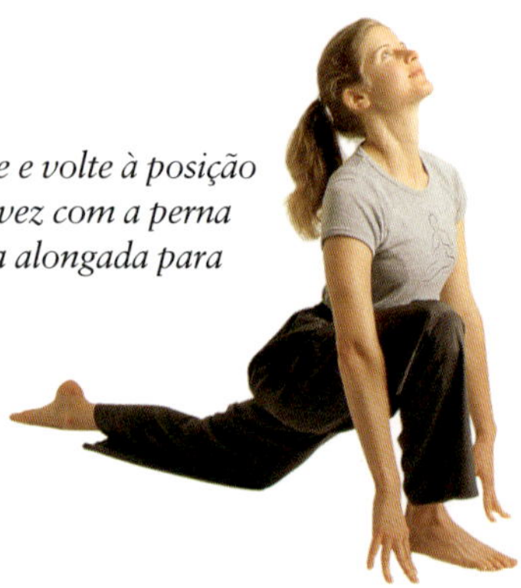

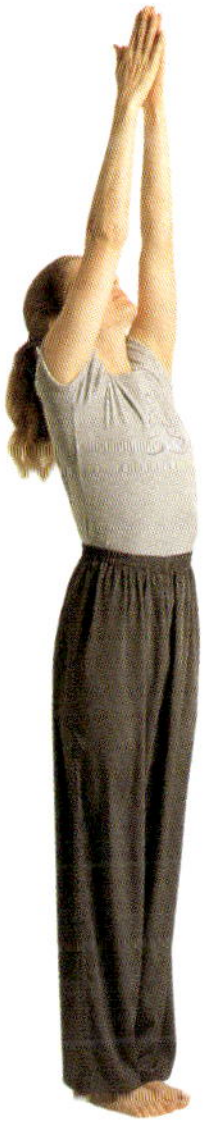

2 *Coloque os braços sobre a cabeça, inspirando lenta e profundamente. Quando terminar a inspiração, junte as palmas das mãos e olhe na direção dos polegares.*

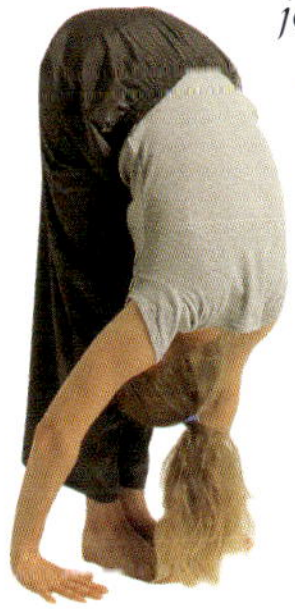

3 *Expire e incline o corpo para a frente, colocando as mãos no chão, ao lado dos pés. Encoste a cabeça nos joelhos (no começo, provavelmente você precisará flexioná-los ligeiramente).*

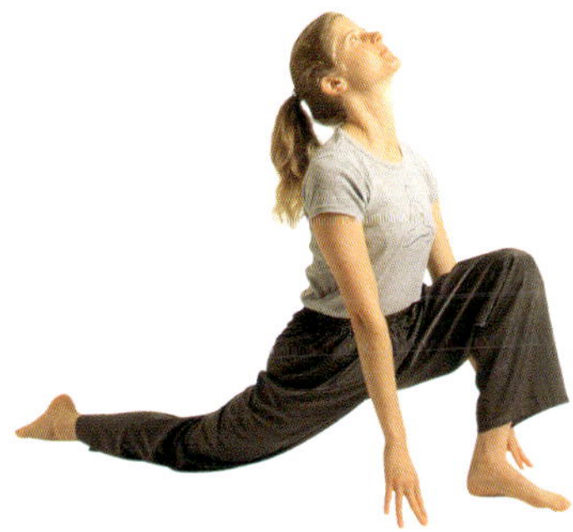

4 *Inspire profundamente e alongue a perna direita para trás, afastando bem os pés. Incline a cabeça para trás, a fim de alongar as costas.*

5 *Expire e alongue a perna esquerda para trás, juntando-a com a direita. Erga o corpo e apóie o peso das pernas nos dedos dos pés. Suporte o tronco com as mãos, mantendo os braços esticados e alinhados com os ombros. A cabeça, as costas e as pernas devem desenhar uma linha reta. Respire lenta e profundamente.*

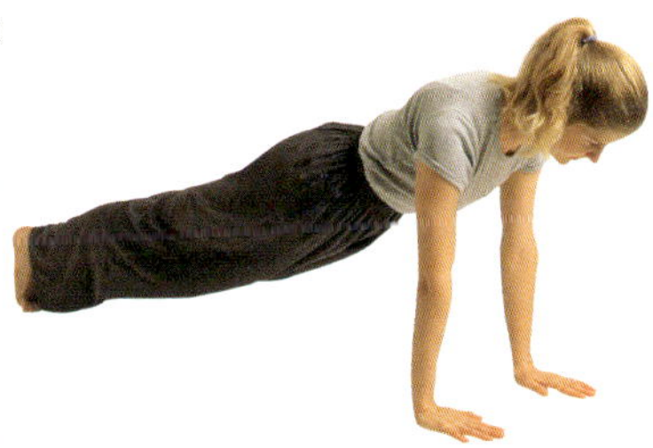

7 *Inspire e leve o tronco à frente, até os braços ficarem esticados e as mãos no chão, diante do tronco. Incline as costas para trás e olhe para cima. Depois, expire e volte à posição 5 a partir da posição 6.*

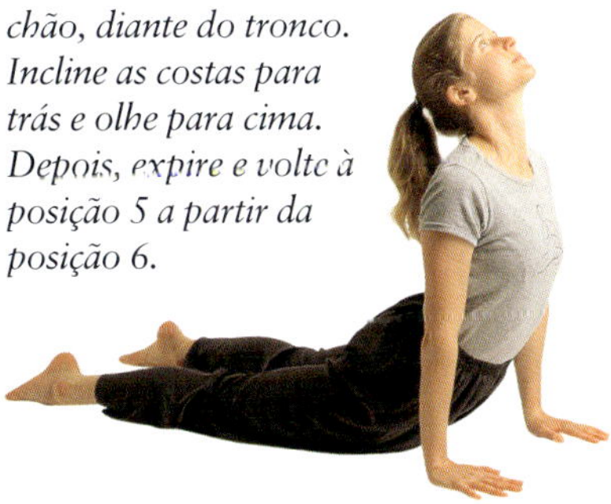

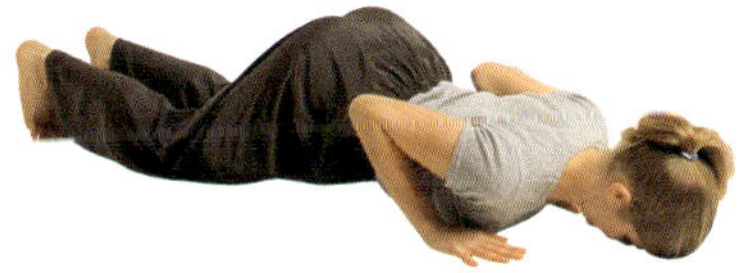

6 *Expire novamente e abaixe o tronco, até chegar ao chão. Mantenha o abdome elevado. Apenas os dedos dos pés, joelhos, mãos, peito e testa devem encostar no chão.*

Ligue-se à terra

Quando você precisa manter os pés firmes ao chão, para manter a mente clara e os nervos estáveis, use o *chi kung*. Esses exercícios aparentemente simples causam efeitos profundos: melhora da concentração e da criatividade, aumento da vitalidade e maior habilidade em lidar com o estresse.

CUIDADO
O chi kung *é muito poderoso. Se você tiver algum problema no peito, faça esses exercícios com atenção. Se apresentar algum problema cardíaco ou de pressão arterial não prenda a respiração. Caso tenha alguma dúvida consulte seu médico.*

A POSIÇÃO INICIAL

Essa postura básica do chi kung *é também usada como posição inicial de outros exercícios detalhados neste livro. Ela alinha todos os órgãos e o ajuda a se concentrar em seu corpo como um todo.*

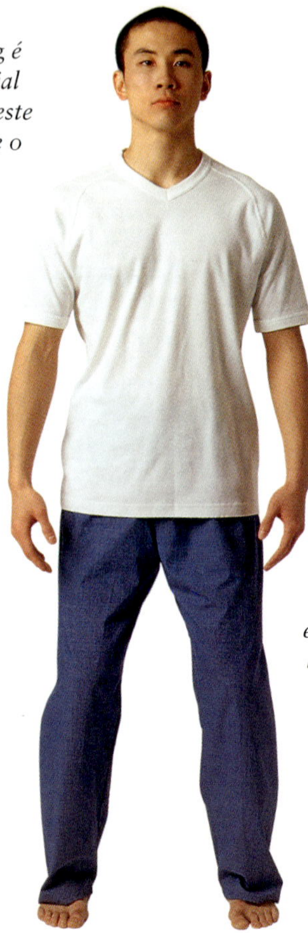

1 *Fique em pé, com os pés alinhados com os ombros. Encontre seu equilíbrio natural, com o peso apoiado no centro do corpo, sem pender para a frente ou para trás.*
2 *Sinta como os pés estão relaxados nos pontos em que tocam o chão – calcanhar, dedos e a lateral externa.*
3 *Relaxe os joelhos e os pés.*
4 *Relaxe a coluna lombar, o estômago e as nádegas.*
5 *Relaxe e solte os ombros, formando uma concavidade no peito.*
6 *Imagine que o topo de sua cabeça está ligado ao teto, pelos cabelos. Sinta sua cabeça flutuando livremente. Então, relaxe a língua, a boca e a mandíbula.*
7 *Permaneça nessa posição, com as mãos soltas ao lado do corpo, durante alguns minutos.*
8 *Concentre sua mente nos cinco elementos. Para a Terra, imagine a sensação do peso e de estar enraizado ao chão; para a Água, liberdade e fluidez; para o Ar, leveza e transparência; para o Fogo, faíscas; para o Espaço, visualize o espaço localizado entre cada articulação, músculo, respiração e dentro de sua mente.*
9 *Durante esses exercícios de* chi kung, *mantenha a mente tranqüila, concentrando-se na postura.*

PASSOS DO DRAGÃO

Esse exercício ajuda a acalmar a mente e, se executado todas as manhãs, concentra e aumenta a energia para o dia que está começando. Certifique-se de que você expira enquanto eleva o corpo e inspira enquanto retorna à posição original – é muito fácil distrair-se e invertê-la, o que compromete a eficácia do movimento.

1 *Fique em pé na posição inicial (p. 16).*

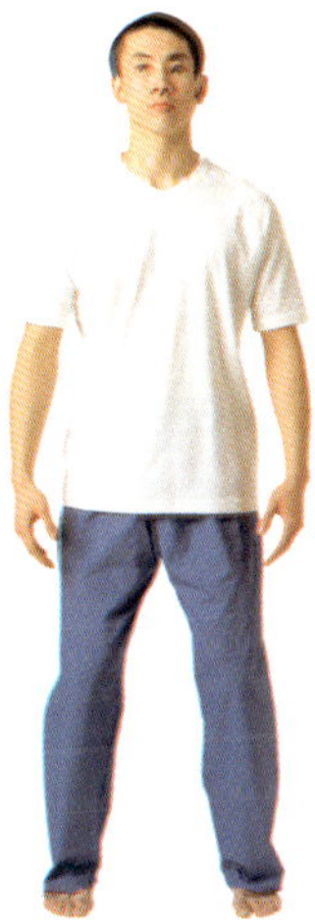

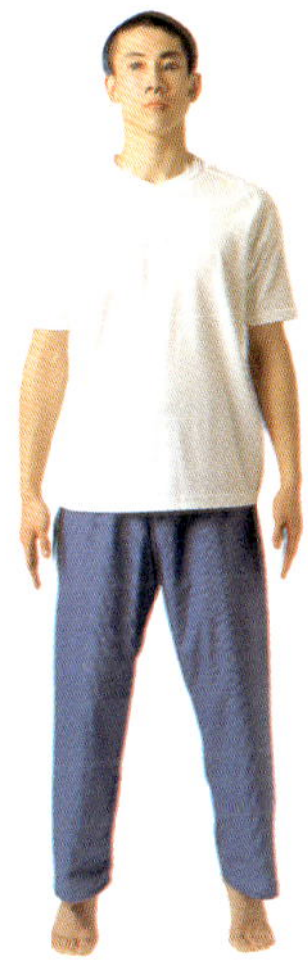

2 *Expire e erga o corpo lentamente, apoiando-se nas pontas dos dedos dos pés. Alongue o corpo para o alto, mantendo o abdome relaxado. Ao mesmo tempo, alongue os braços para baixo, com os dedos das mãos esticados.*

3 *Abaixe os calcanhares lentamente, enquanto você inspira e relaxa. Repita a seqüência pelo menos cinco vezes.*

SEGURANDO O CÉU

Esse exercício o une ao céu e à terra – combinando a inspiração com a conexão com o chão.

1 *Fique em pé na posição inicial (p. 16).*

2 *Inspire e vá elevando as mãos na frente do abdome e depois do peito, com as palmas viradas na direção do corpo. Quando passar as mãos na frente da face, vire as palmas para cima, em direção ao céu.*

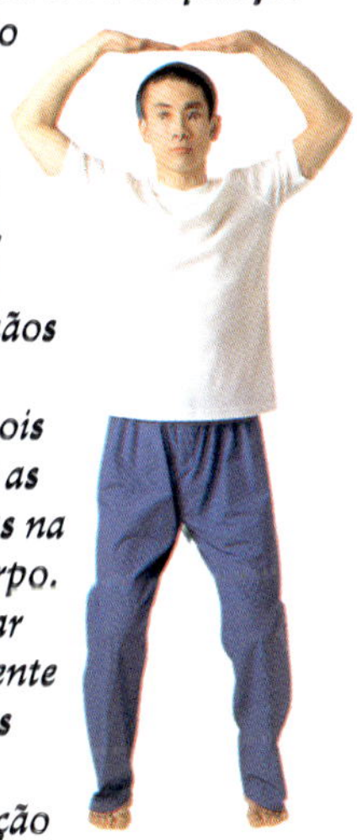

3 *Alongue e estique os braços, empurrando como se fosse segurar o peso do céu (direita). Enquanto isso, pressione os pés contra o chão, como se estivesse se ligando firmemente a ele. Depois, expire e recomece o ciclo. Repita seis vezes.*

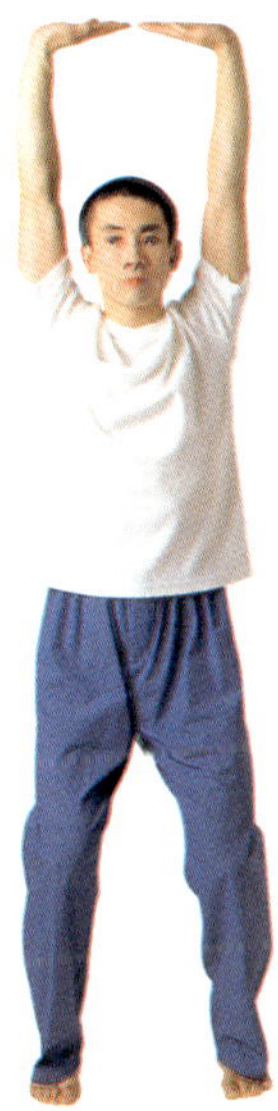

4 *Agora, em vez de pressionar os pés contra o chão, erga o corpo lentamente e fique nas pontas dos dedos (direita), enquanto estica os braços e pernas totalmente.*

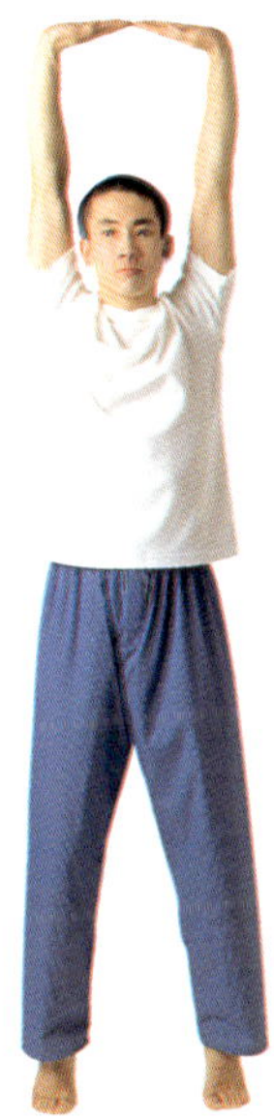

Saltando para "dar a partida"

Se você realmente não tem tempo ao acordar, faça exercícios enquanto assiste ao noticiário da manhã. Pular sobre uma cama elástica (ou um minitrampolim) é uma maneira simples e eficaz de "dar a partida" em seu corpo, aumentando a energia e a vitalidade e começando seu dia sem estresse.

CUIDADO

★ *Fale com um médico caso você sofra de: doença cardíaca, tontura, dores no peito, osteoporose, artrite ou dores nas articulações, prolapso do útero, descolamento da retina ou flebite.*

AQUECIMENTO

Fique em pé no meio da cama elástica, com os pés alinhados com os ombros, na posição inicial do chi kung *(p. 16). A respiração deve ser profunda e relaxada.*

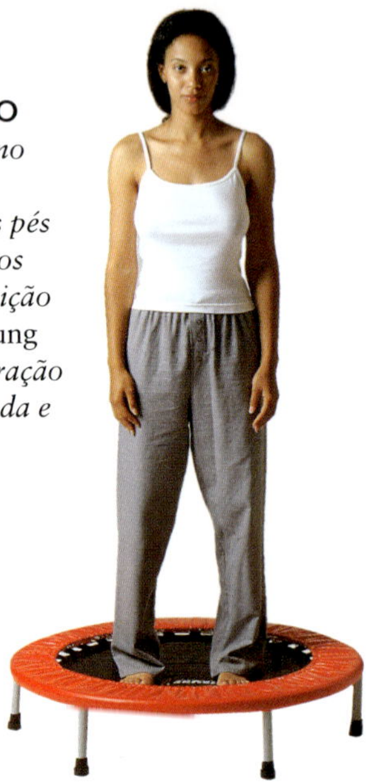

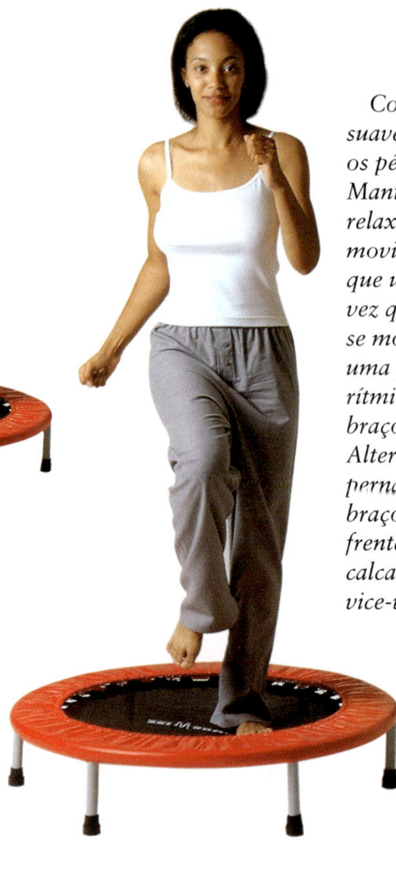

Comece a saltar suavemente, sem erguer os pés da cama elástica. Mantenha os joelhos relaxados. Depois, movimente-se no ritmo que usa para andar. Uma vez que seus pés estejam se movimentando de uma forma fluida e rítmica, balance os braços suavemente. Alterne o braço com a perna, balançando o braço esquerdo para a frente enquanto ergue o calcanhar direito e vice-versa.

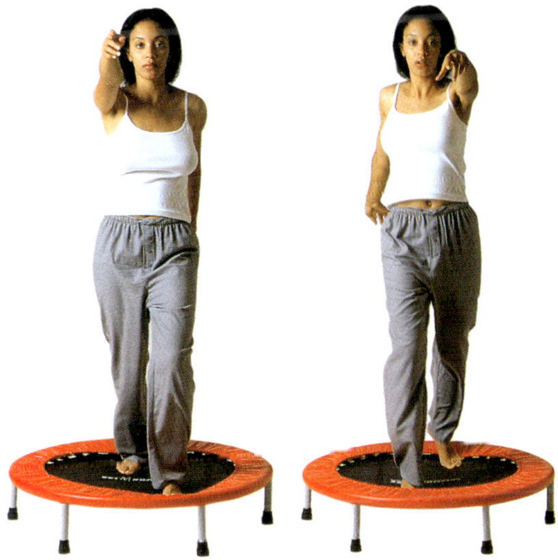

EXERCÍCIO AERÓBICO

Agora que você já se aqueceu, é hora de fazer exercícios mais intensos, trabalhando os músculos e aumentando o ritmo da pulsação.

Cão de caça

Pule, movimentando os pés para trás e para a frente alternadamente. Balance o braço oposto à perna – o pé esquerdo movimenta-se sempre junto com o braço direito. Essa atividade se parece um pouco com o esqui cross-country *(ou esqui de fundo).*

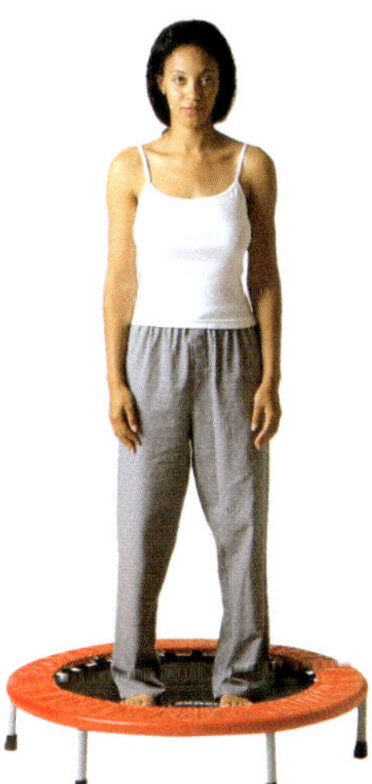

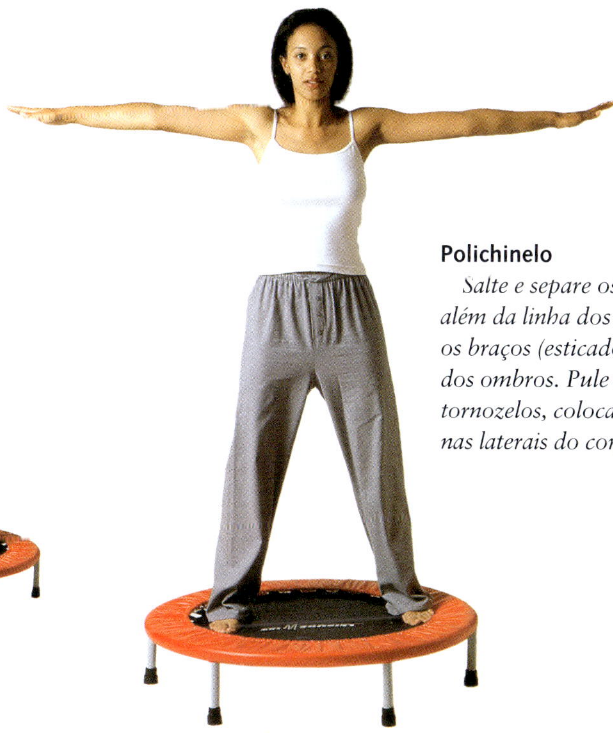

Polichinelo

Salte e separe os pés um pouco além da linha dos ombros. Erga os braços (esticados) até a altura dos ombros. Pule e encoste os tornozelos, colocando as mãos nas laterais do corpo. Repita.

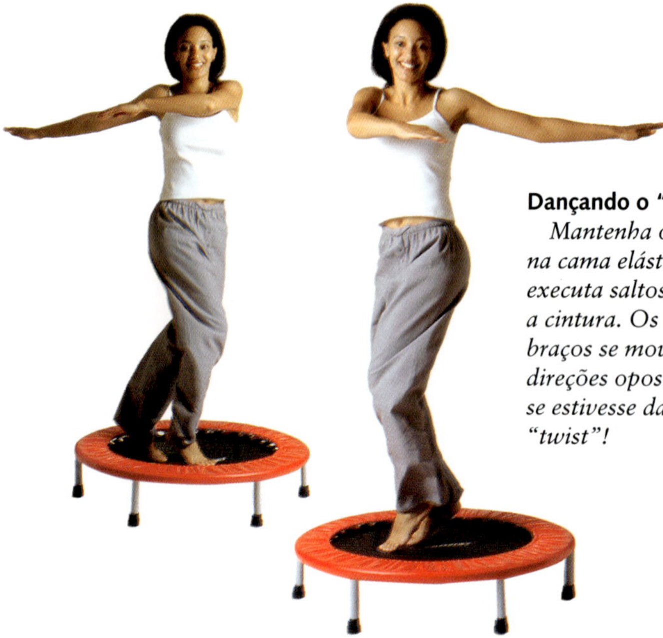

Dançando o "twist"

Mantenha os pés firmes na cama elástica, enquanto executa saltos curtos e gira a cintura. Os quadris e os braços se movimentam em direções opostas – como se estivesse dançando o "twist"!

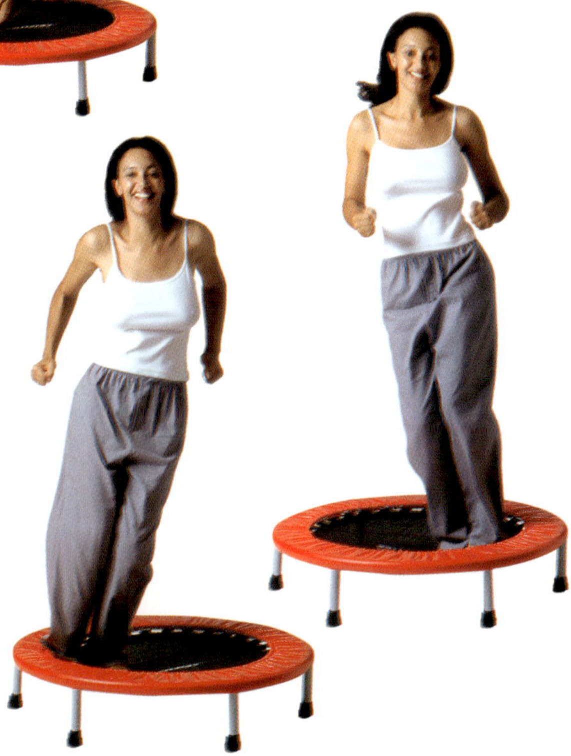

Saltos com esqui

Pulo de um lado para o outro sobre a cama elástica, com os tornozelos juntos. Flexione os cotovelos como se estivesse esquiando e balance os braços para trás e para a frente.

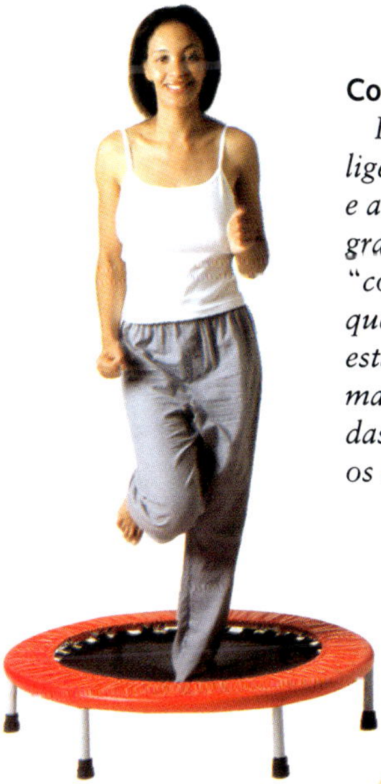

Correndo

Incline o corpo ligeiramente para a frente e ande; aumente o ritmo gradualmente, até "correr". Uma vez que o ritmo estiver estabelecido, aproxime mais os calcanhares das nádegas e balance os braços.

CUIDADOS

★ *Não pule se estiver com o estômago cheio, se estiver resfriado ou com outra doença causada por vírus, ou quando estiver muito cansado.*

★ *Não pule com sapatos escorregadios ou com meias. Use sapatilhas justas ou fique descalço.*

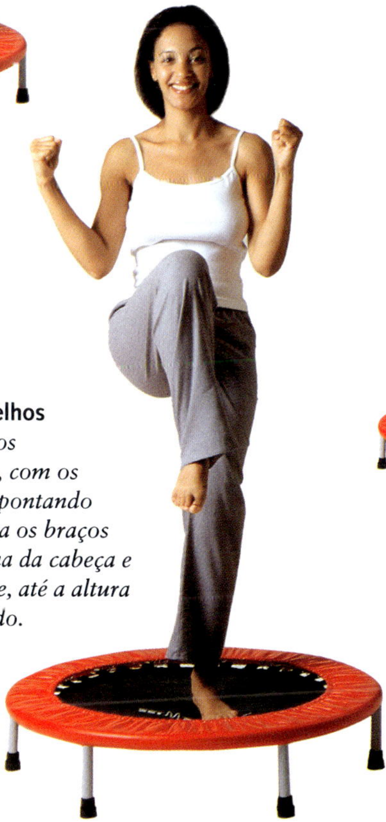

Erguendo os joelhos

Erga os joelhos alternadamente, com os dedos dos pés apontando para baixo. Erga os braços (esticados) acima da cabeça e depois os abaixe, até a altura do joelho erguido.

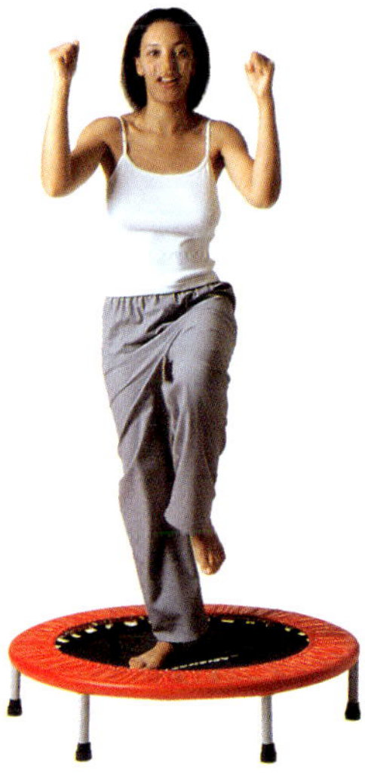

Resfriamento e alongamento

Diminua seu ritmo cardíaco suavemente, "andando" sobre a cama elástica durante alguns minutos, como no aquecimento. Beba bastante água para repor a perda, pois esse exercício é intenso.

Prepare-se para um dia difícil

Existem alguns dias em que estamos receosos. Esta técnica da imagem pessoal, derivada da programação neurolingüística (PNL), pode ajudá-lo a transformar seus fracassos do passado em sucessos no presente.

TÉCNICA DA IMAGEM PESSOAL

1 *Identifique o comportamento que você gostaria de mudar. Feche os olhos e pense em uma imagem de si mesmo – pense em sua aparência antes de começar o comportamento habitual. Como você se sente nesse estado? Sinta-se o mais desagradável possível. Talvez você esteja se sentindo, e parecendo, pequeno e insignificante.*
2 *Crie uma imagem de como você gostaria de ser e de se sentir – em um estado ideal, confiante e energizado. Transforme essa imagem em algo poderoso. Você sentirá uma onda de energia quando conseguir chegar à imagem certa.*
3 *Visualize sua imagem desagradável em uma tela de cinema – grande, colorida e clara – e veja como é horrível.*
4 *Coloque sua imagem nova e confiante na mesma tela, no canto inferior esquerdo. Essa imagem é pequena e está em preto e branco.*
5 *Agora, você pode começar a trocar a imagem. Amplie rapidamente a figura positiva, até que ela preencha a tela inteira, apagando totalmente a imagem negativa. Enquanto essa imagem se expande, torna-se mais viva, colorida e clara. A imagem negativa se encolhe em um canto, tornando-se pequena e escura.*
6 *Abra os olhos, bata os pés contra o chão e agite os braços e pernas. Tire a imagem de sua mente.*
7 *Agora, repita os passos 4 e 5, por cinco vezes – o mais rápido possível, parando e limpando a tela nos intervalos entre as trocas de imagem.*

PROGRAMANDO-SE PARA O SUCESSO

Você deve ir se esquecendo, aos poucos, da imagem negativa. Ao construir um padrão positivo, você estará se programando para o sucesso. Reforce sua confiança, trocando sua imagem antes de entrar em uma situação difícil, e observe a diferença!

Fique calmo e centrado

Tente reservar cinco minutos de seu tempo, antes de sair para o trabalho, para uma meditação silenciosa. Essa prática acalma a mente, combate o estresse e o prepara para o dia que terá que enfrentar.

Medite com a cabeça ereta, os ombros relaxados e a respiração profunda e uniforme.

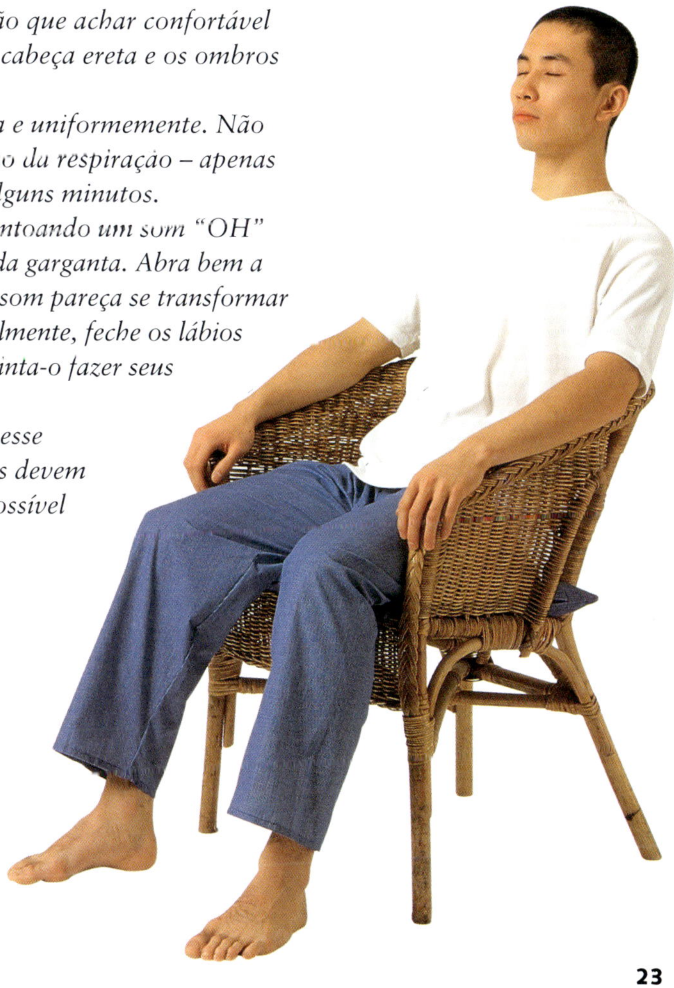

EXERCÍCIO DE MEDITAÇÃO

1 *Sente-se em qualquer posição que achar confortável e feche os olhos. Mantenha a cabeça ereta e os ombros relaxados.*

2 *Comece a respirar profunda e uniformemente. Não tente influenciar muito o ritmo da respiração – apenas preste atenção nele durante alguns minutos.*

3 *Agora comece seu mantra, entoando um som "OH" profundo, que vem do fundo da garganta. Abra bem a boca, de forma que, ao sair, o som pareça se transformar em um "AH" mais forte. Finalmente, feche os lábios e murmure o som "MMM". Sinta-o fazer seus lábios vibrarem.*

4 *Repita duas vezes. Execute esse exercício lentamente – os sons devem ser o mais ricos e vibrantes possível e você deve estendê-los o máximo que puder.*

5 *Como você se sente agora? Está diferente em algum aspecto? Consegue sentir o formigamento causado por alguma energia sutil, ou chi, do corpo ou da cabeça?*

Vestido para o sucesso

A cor do terno que você veste para ir trabalhar é realmente importante? A escolha do paletó significa a diferença entre o primeiro e o segundo lugar? De acordo com os cromoterapeutas, as cores das roupas usadas no trabalho podem afetar todos os aspectos, desde o humor e a confiança até a forma pela qual as pessoas nos percebem. Combine a cor que você usa com a tarefa a ser executada e seu dia se tornará muito melhor.

O TERNO DOS PODEROSOS

Quando você precisa inspirar respeito e atenção, escolha um terno preto clássico. O preto inspira confiança e dá idéia de poder. No entanto, combine-o com outras cores para causar mais impacto – do contrário, poderá parecer indiferente, inatingível e ameaçador. É claro que esse pode ser o efeito que você deseja, mas se realmente deseja chegar ao topo combine seu terno preto com acessórios vermelhos (veja à direita).

As alternativas convencionais ao terno preto não combinam tanto com o sucesso. O cinza significa que você é tranqüilo, calmo e está no controle, mas não é o jogador mais importante do time.

O marrom pode fazê-lo parecer um tanto fixo e estático. Ele é útil quando você está nervoso e precisa de segurança, mas evite-o se quiser mostrar poder.

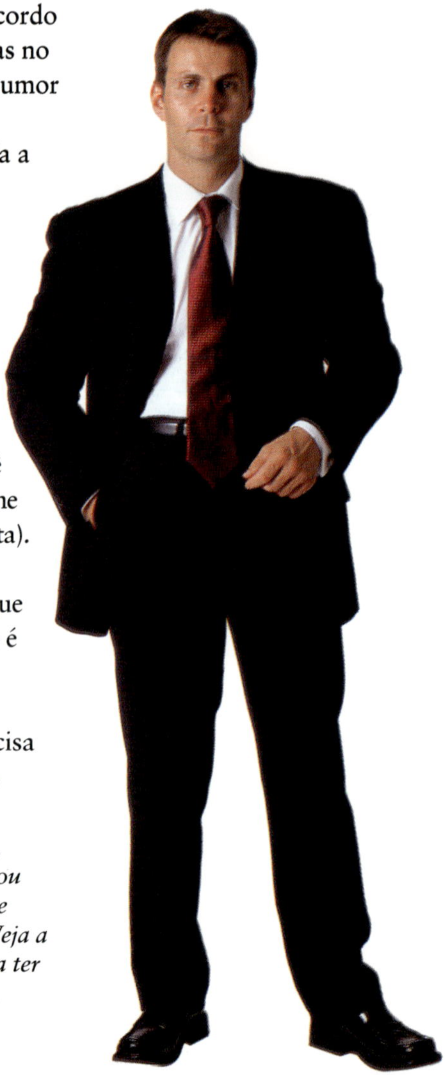

Se você usa um terno preto, combine-o com uma gravata ou uma camisa de uma cor que se adapte à sua personalidade. Veja a tabela da página seguinte para ter algumas idéias.

SEJA CRIATIVO COM A COR LARANJA

Se você trabalha com idéias criativas, fique perto dos tons alaranjados. A cor laranja é a cor do calor, da vitalidade e da criatividade – ela estimula o cérebro a experimentar novas idéias e novas formas de trabalhar. O pêssego, em particular, aumenta as idéias criativas e a consciência artística.

CHAME ATENÇÃO COM O VERMELHO

O vermelho o empurra para a frente – ele é energético, vibrante e inspira confiança. Use o vermelho sempre que quiser causar impacto.

Essa cor o faz sentir-se um aventureiro. Se você está com receio de uma reunião ou tarefa, se está com falta de energia ou desanimado, levante o astral com o vermelho. Você não precisa se vestir com essa cor da cabeça aos pés; apenas um lenço ou uma gravata já são suficientes para aumentar sua confiança.

FIQUE CALMO COM O AZUL

O azul é ideal quando você precisa introduzir calma e concentração em seu dia de trabalho. Ele também é útil quando você está prevendo que haverá alguma discussão durante o dia, pois ele acalma a situação.

SINTA-SE CONFIANTE COM O AMARELO

O amarelo aumenta a auto-estima. Essa cor é simpática e comunicativa. Use-a (em pequenas quantidades) quando quiser estimular a conversa ou encorajar os diálogos.

TORNE-SE FASCINANTE COM O TURQUESA

O turquesa atrai as pessoas e faz com que elas pensem coisas positivas a seu respeito. Você pode usar essa cor quando fizer uma apresentação ou der uma palestra.

PAREÇA MAIS AMÁVEL COM O ROSA

O rosa significa o amor, o calor e o carinho, sendo a escolha certa para os profissionais da saúde. Use o rosa nas ocasiões em que precisa agir como pacificador ou para mostrar que você não é uma ameaça.

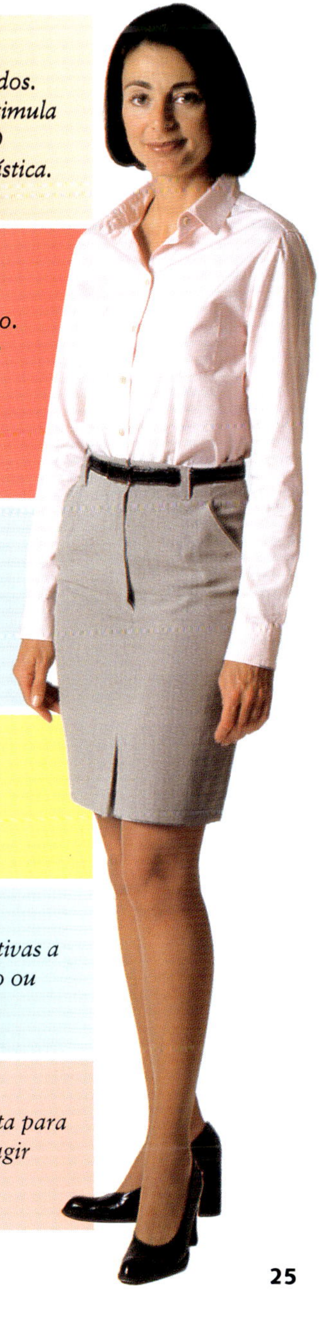

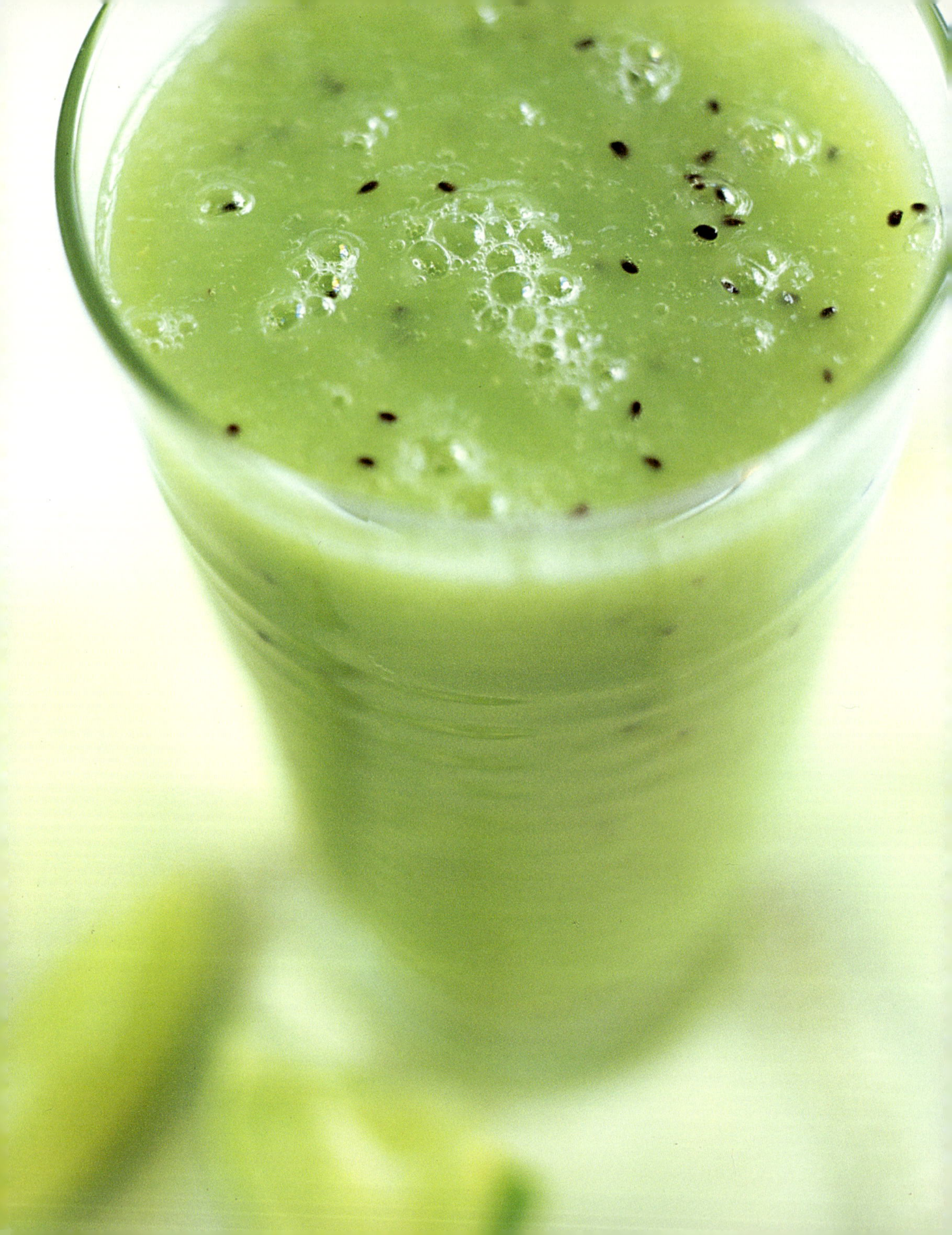

CAPÍTULO DOIS

Café da manhã: energia e cura

Nunca há tempo suficiente pela manhã. Por isso, as coisas mais simples, como o café da manhã, tendem a ser esquecidas ou apressadas. Portanto, reserve apenas cinco minutos para comer algo saboroso e energizante e, durante o resto do dia, sentirá que valeu a pena.

Depois de você ter colocado seu corpo em açao com algum tipo de exercício, o próximo passo é ingerir o primeiro combustível do dia. Um bom café da manhã é essencial para abastecê-lo com a energia de que precisará durante todo o dia. Se você escolher sua primeira refeição com cuidado e consumi-la sem pressa, terá muito mais energia pela manhã.

Se você é uma daquelas pessoas que simplesmente não conseguem tomar um café da manhã mais elaborado, não entre em pânico. Este capítulo apresenta diversas opções de alimentos saudáveis e bebidas cheias de nutrientes – e que também são deliciosos!

Também mostraremos como se pode superar alguns problemas comuns de saúde. Você acordou resfriado? Neste capítulo, descobrirá como pode tratar seus sintomas com suplementos, remédios homeopáticos ou com o bom e velho vapor, para eliminar o resfriado e se sentir melhor.

Você está se sentindo mal e tem dor no estômago porque exagerou no jantar na noite passada? As plantas medicinais e a homeopatia podem ajudar a reduzir a náusea ou a indigestão, de forma a eliminar o problema. Se você tiver que enfrentar um dia de trabalho com ressaca (e, vamos admitir, quem nunca passou por isso?), há algumas dicas que irão fazer com que o mundo pareça um lugar muito mais tolerável.

Por isso, não há nenhuma desculpa para que seu dia não comece de uma forma excelente.

À ESQUERDA: Refresco de kiwi e limão-galego. *Veja as receitas de sucos nas pp. 152–153*

Alimentação saudável

É difícil comer bem quando se está ocupado. Uma alimentação saudável, contudo, não precisa ser algo difícil ou desagradável: a essência é a simplicidade. Descubra que alimentos são mais adequados para você e planeje sua alimentação – esse hábito não é uma conveniência, mas uma parte vital da vida.

Veja as regras dos "mocinhos" e dos "bandidos" e melhore sua alimentação – e sua saúde – quase de um dia para o outro. Lembre-se de que existem técnicas culinárias, como cozinhar no vapor, escaldar, grelhar e saltear, que podem se adaptar a seu estilo de vida. Esses métodos não são demorados e, por meio deles, você faz refeições nutritivas.

OS MOCINHOS – PARA UMA ALIMENTAÇÃO SAUDÁVEL

■ Os alimentos que você come devem ser orgânicos, frescos, sazonais e cultivados o mais próximo possível de onde você vive. Os alimentos não-orgânicos geralmente são cultivados com produtos que combatem pragas e doenças, ou então tratados artificialmente, para que fiquem mais viçosos e durem mais. Se você não conseguir evitar esses tipos de frutas e vegetais, descasque-os antes de consumir.

■ Inclua os três elementos seguintes em sua alimentação. Primeiro, coma o máximo possível de frutas e vegetais frescos – no mínimo cinco porções por dia. Segundo, muitos carboidratos complexos – arroz integral, milho, aveia, batata, massas e pães integrais. Terceiro, consuma proteínas, como grãos leguminosos, nozes, carne branca sem gordura, peixes e derivados de soja.

■ Beba pelo menos dois litros de água mineral fresca por dia.

■ Adicione ervas frescas e temperos a seus alimentos – eles trazem grandes benefícios para sua saúde.

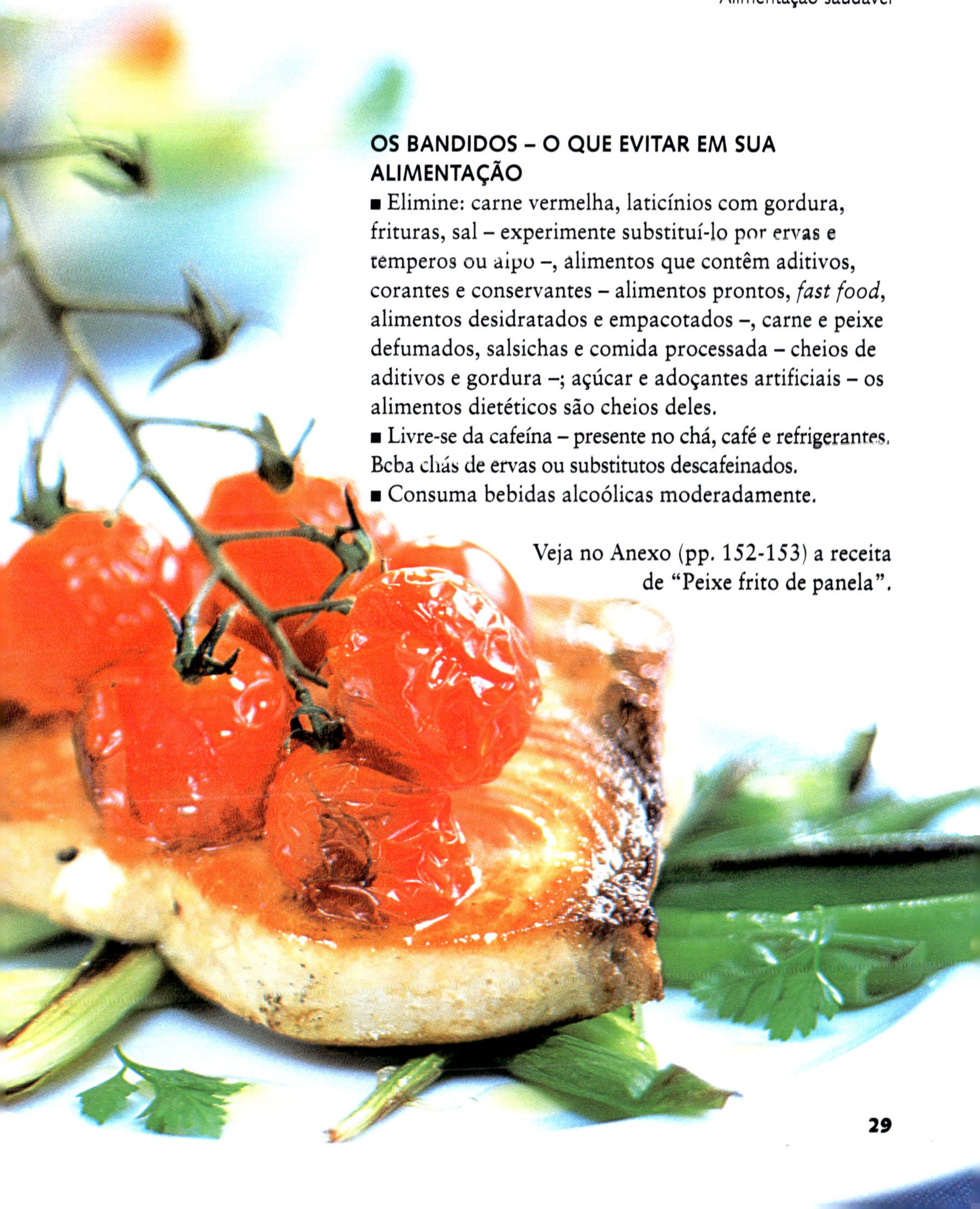

OS BANDIDOS – O QUE EVITAR EM SUA ALIMENTAÇÃO

- Elimine: carne vermelha, laticínios com gordura, frituras, sal – experimente substituí-lo por ervas e temperos ou aipo –, alimentos que contêm aditivos, corantes e conservantes – alimentos prontos, *fast food*, alimentos desidratados e empacotados –, carne e peixe defumados, salsichas e comida processada – cheios de aditivos e gordura –; açúcar e adoçantes artificiais – os alimentos dietéticos são cheios deles.
- Livre-se da cafeína – presente no chá, café e refrigerantes. Beba chás de ervas ou substitutos descafeinados.
- Consuma bebidas alcoólicas moderadamente.

Veja no Anexo (pp. 152-153) a receita de "Peixe frito de panela".

Café da manhã energético

Você deixa de tomar café da manhã simplesmente porque não tem tempo ou porque está tentando emagrecer? Não faça isso! Tome um bom café da manhã e estará dando a seu corpo e sua mente o combustível do qual eles precisam durante a manhã – e também à tarde.

COMA PARA TER ENERGIA

Experimente esses cardápios no café da manhã, eles contêm um equilíbrio entre proteínas, gorduras e carboidratos:

Mingau de aveia com leite ou leite de soja (proporciona uma liberação lenta de carboidratos). Misture amêndoas em fatias (proteínas e gorduras "saudáveis") e uvas (para adoçar, evitando o açúcar).

Aveia, de molho no leite de soja da noite para o dia. De manhã, misture com leite de soja até adquirir a consistência desejada e adicione sementes de girassol e frutas secas.

Vitamina de abacate, com leite de soja e frutas frescas (bata no liqüidificador um abacate grande, duas colheres de leite de soja e uma xícara de gelo).

Torrada integral com manteiga de amendoim (sem açúcar ou sal), manteiga de amêndoas ou de semente de girassol.

Feijões assados (sem açúcar ou sal) com torradas integrais, misturados com margarina. Adicione um pedaço de fruta fresca ou uma salada de frutas no verão, ou um prato de frutas assadas polvilhado com canela no inverno.

Um copo de suco de frutas. Misture uma xícara de café descafeinado com leite de soja.

Uma xícara de chá de ervas (erva-doce e hortelã melhoram a digestão) ou chá de canela para aquecer no inverno.

Veja, no Anexo (pp. 152-153), as receitas de "Mingau de aveia" (foto principal à direita), "Feijões assados" (abaixo) e "Suco de abacate" (acima).

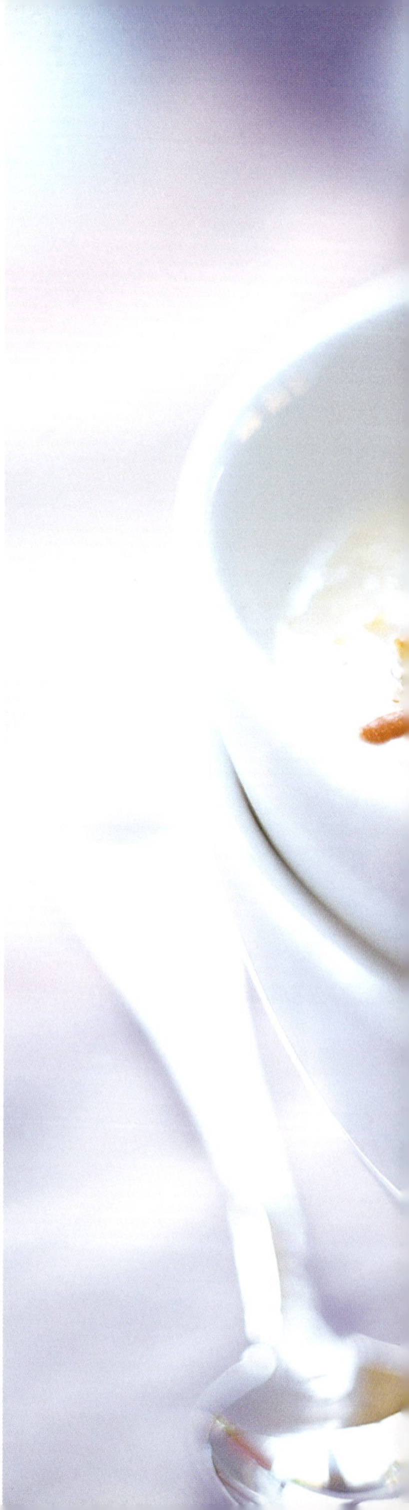

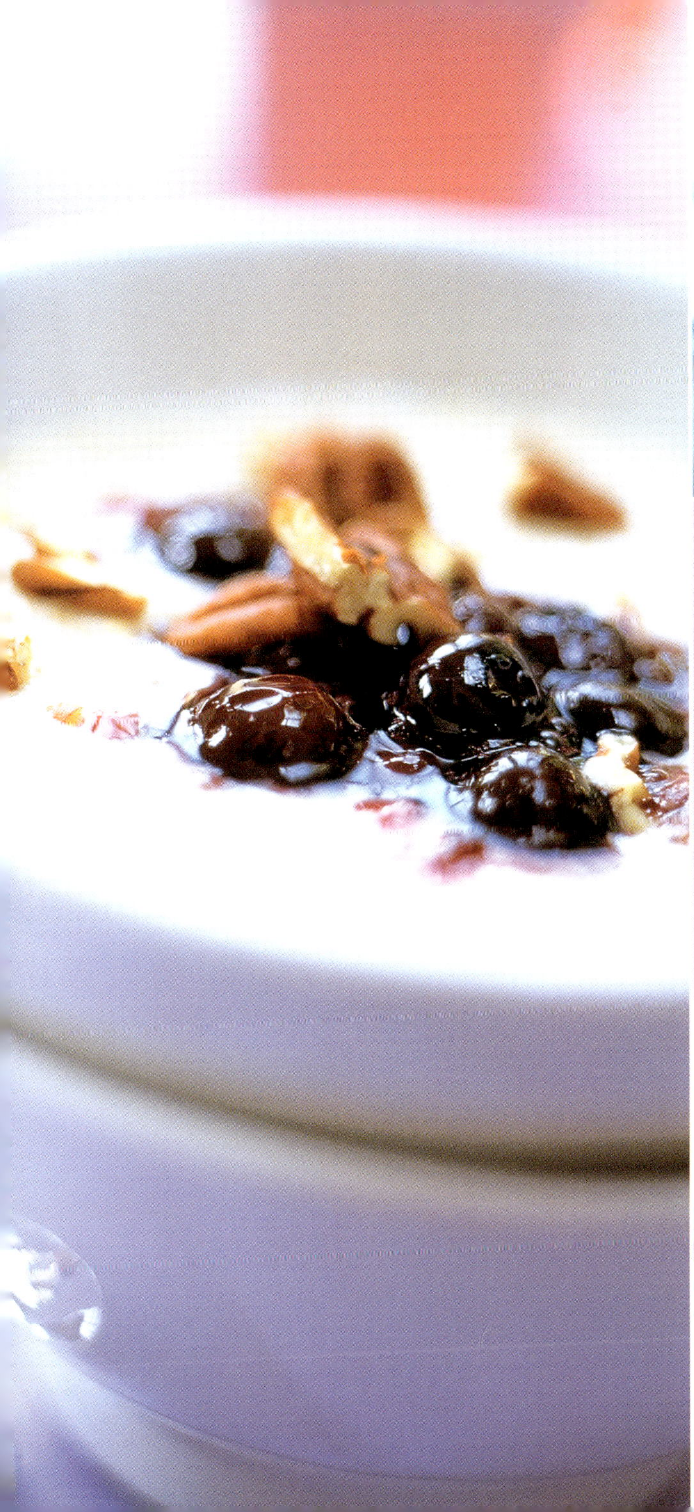

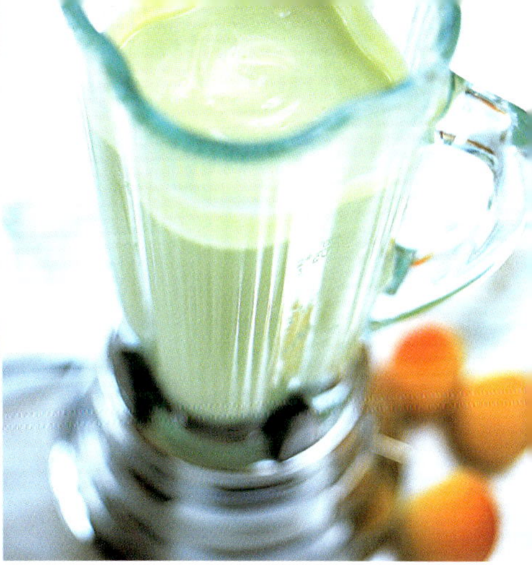

EVITE

★ *Um café da manhã baseado apenas em carboidratos, como cereais com açúcar, que eleva rapidamente o nível de açúcar no sangue e depois o diminui vertiginosamente, fazendo com que você se sinta faminto e cansado.*

★ *A clássica "fritada americana" – muita gordura leva à preguiça e é péssima para seu coração.*

★ *Açúcar e café são estimulantes que aumentam a pulsação e o fazem se sentir estressado. O café também elimina, de seu corpo, o magnésio, um mineral antiestresse natural.*

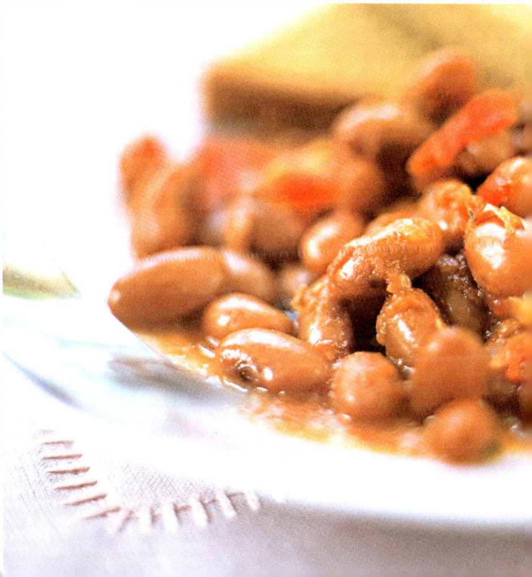

A caminho de uma vida saudável

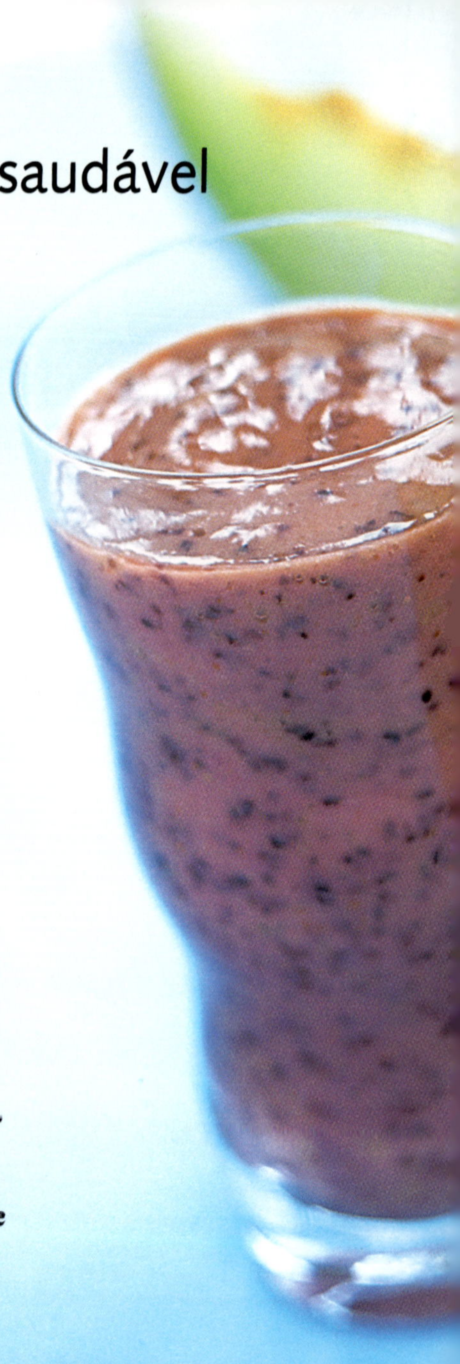

O refresco faz um café da manhã muito saudável e simples. Cheio de vitaminas, minerais e fitonutrientes (nutrientes terapêuticos derivados das plantas), esse tipo de bebida realmente vale como um "pacote de saúde".

Os especialistas em saúde nos aconselham a ingerir no mínimo cinco "doses" diárias de frutas e vegetais, porque eles diminuem pela metade o risco de câncer. Os sucos apresentados nestas páginas proporcionam sua recomendação diária total em apenas um copo.

Para melhor efeito, tome sempre os refrescos feitos na hora e sirva-se diretamente do liqüidificador. As frutas e os vegetais perdem seu poder nutritivo algumas horas após serem descascados e cortados.

DICAS

- É rápido e fácil de preparar.
- Coloque o liqüidificador na velocidade mais alta e bata os ingredientes com cubos de gelo, até se tornarem macios e cremosos.
- Use frutas e vegetais frescos, orgânicos, sazonais e cultivados em sua região – se possível.
- Substitua os refrescos gelados por leite quente e combinado com outros ingredientes no inverno ou se você apresentar metabolismo lento ou má circulação.

Veja no Anexo (pp. 152-153) as receitas de "Ataque das frutas silvestres no verão" (esquerda), "Surpresa de cenoura" (centro) e "Delícia tropical" (direita).

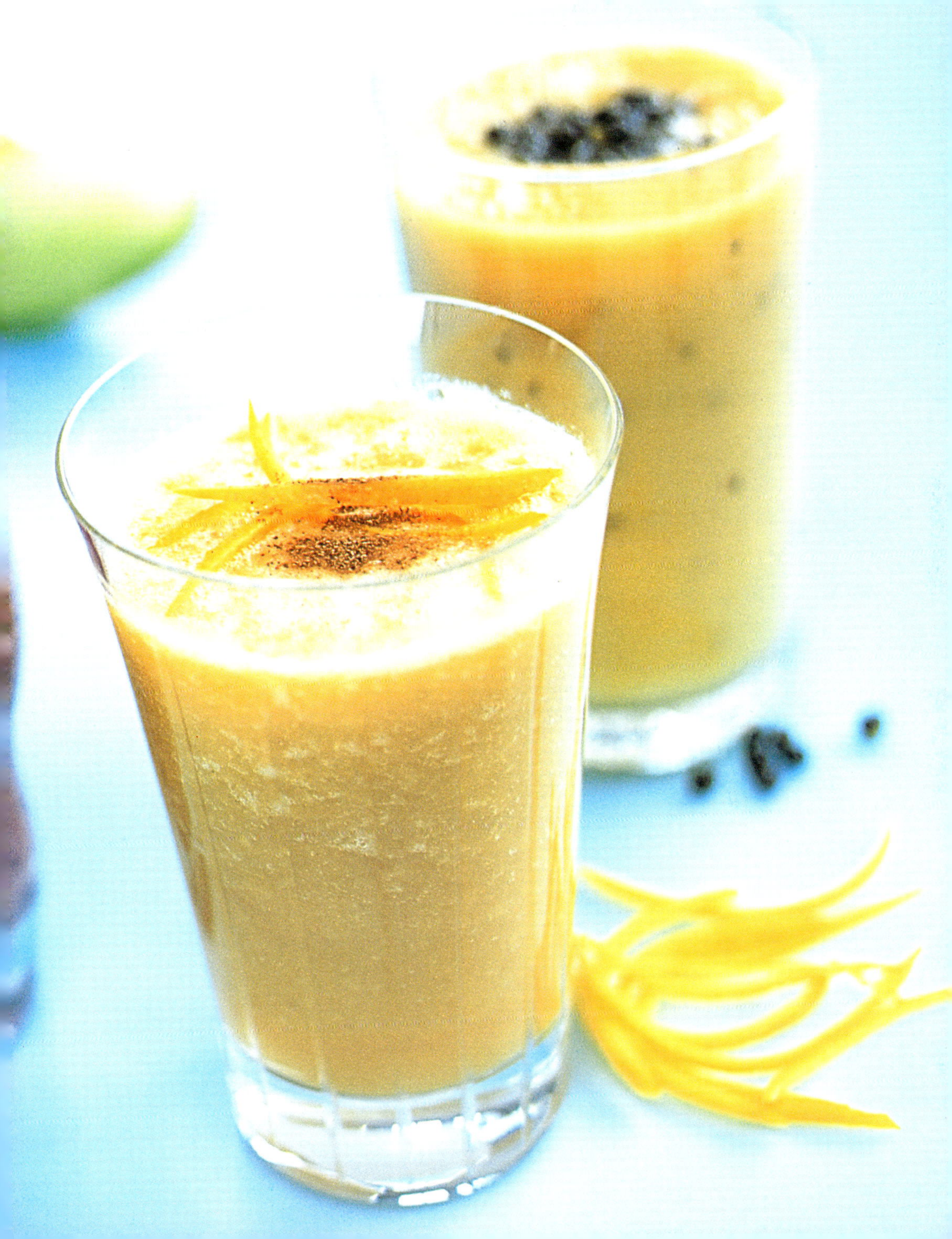

Indigestão e mal-estar

A noite passada foi ótima – você fez uma refeição maravilhosa, acompanhada por bastante álcool. Hoje pela manhã, porém, você se sente muito mal – náusea, azia e gases ameaçam transformar seu dia em um inferno. Experimente as dicas a seguir para aliviar o desconforto.

HOMEOPATIA

Os remédios homeopáticos são vendidos, em farmácias e lojas de alimentos naturais, em diferentes potências (rotulados com 6c, 30c etc.). Escolha, da lista a seguir, o remédio que mais combina com seus sintomas. Tome uma drágea de 30c a cada hora, durante apenas quatro horas.

- **Noz-vômica:** para gosto amargo na boca, náusea, eructação (arrotos), sensação de peso e dor no estômago.
- **Arsenicum album:** sede, náusea, ânsia de vômito depois de comer ou beber muito, azia, queimação no estômago, piora dos sintomas entre meia-noite e 2 horas da manhã.
- **Ipecacuanha:** náusea depois de alimentos difíceis de digerir, salivação excessiva, palidez facial e espasmos, soluços e peso no estômago.

FITOTERAPIA

A fitoterapia usa as plantas medicinais para tratar das doenças e restaurar o estado de equilíbrio do corpo.

- Beba chás de ervas: erva-dos-gatos, gengibre, erva-doce, camomila, hortelã. Adicione algumas sementes amassadas de feno grego e também salsa fresca.
- Beba um quarto de xícara de suco de aloé vera com o estômago vazio.
- Comprimidos de carvão vegetal ajudam a absorver o gás. Tome-os entre as refeições e não os combine com nenhum outro suplemento. Nunca os utilize regularmente, já que interferem na absorção dos nutrientes.

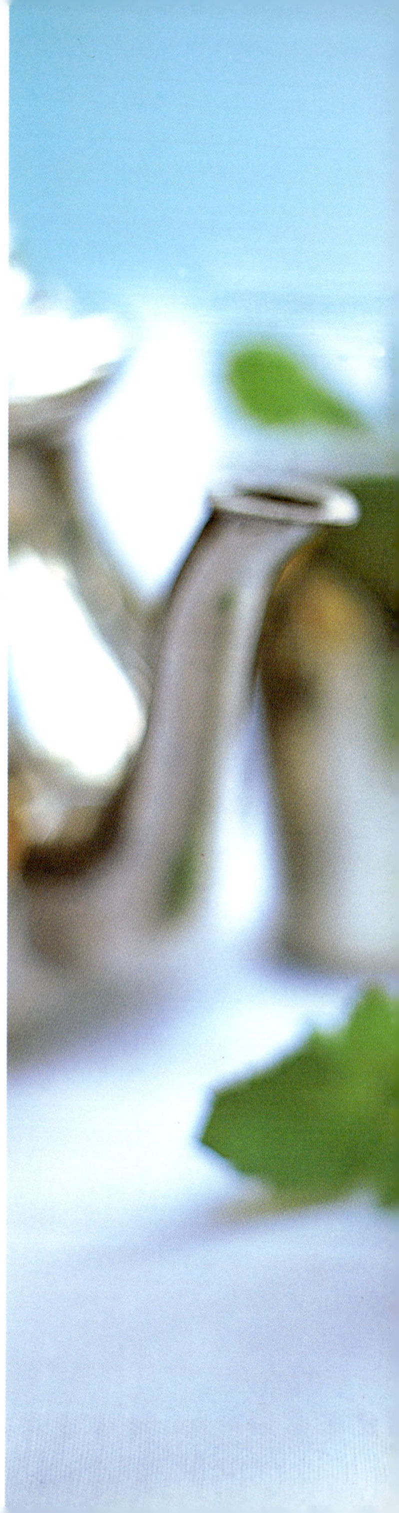

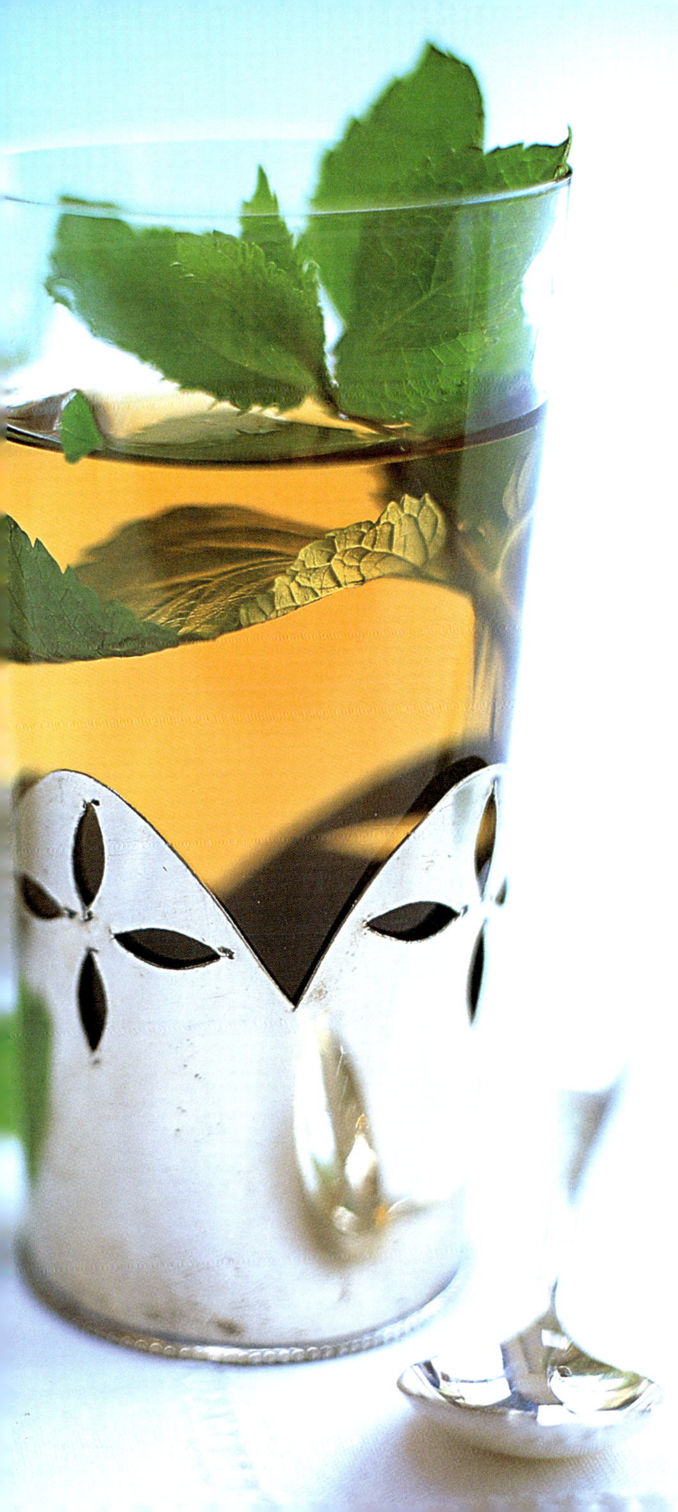

CUIDADO

★ *A hortelã pode reduzir o fluxo do leite; por isso, as mulheres que estiverem amamentando devem tomar cuidado.*

★ *Evite o gengibre se sofrer de úlcera gástrica.*

★ *Evite o feno grego se tiver diabete e a erva-doce, se for epiléptico.*

★ *Consulte um fitoterapeuta antes de usar essas ervas.*

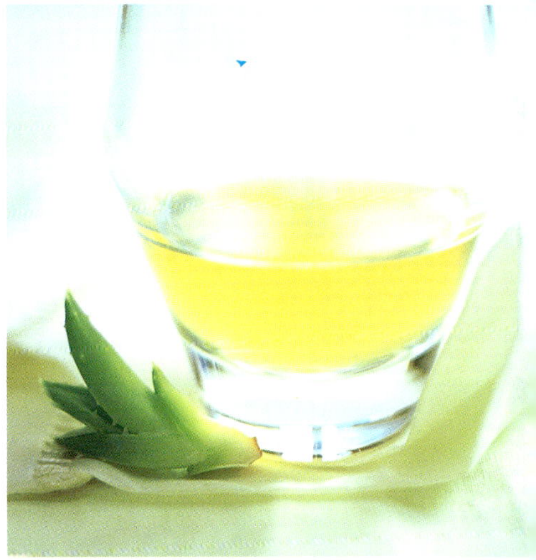

OUTROS CONSELHOS

★ *Se a raiz de seu problema for o estresse ou a ansiedade, tente incorporar a meditação (p. 23) em sua rotina diária. O poderoso equilíbrio fornecido pela ioga também poderá lhe ajudar (pp. 14-15).*

★ *Incorpore exercícios em sua rotina diária.*

Acabe com a ressaca

Em um mundo perfeito, naturalmente, não teríamos ressaca. Mas a vida não é perfeita, não é mesmo? A maneira mais fácil de evitar a ressaca seria ter tido bom senso na noite anterior. Mas se você não teve presença de espírito suficiente, tente esses recursos na manhã seguinte.

- Um copo grande de suco de laranja ou *grapefruit*, fresco e sem açúcar, junto com um suplemento vitamínico e mineral de boa qualidade – tome a dose recomendada na embalagem.
- Um banho quente, com duas gotas de óleo essencial de lavanda, duas de zimbro e uma de alecrim misturadas à água.
- Misture uma gota de óleo essencial de erva-doce e uma de zimbro em uma colher de água morna. Mergulhe bolas de algodão nessa solução e aplique na testa, nas têmporas e na área do fígado.
- Um copo de chá de hortelã, para aliviar o desconforto estomacal.
- Um café da manhã simples e integral: mel com iogurte e uma pitada de germe de trigo ou um mingau seguido de uma torrada de centeio seca.

HOMEOPATIA

A homeopatia tem algumas curas excelentes para a ressaca. Os remédios vendidos nas farmácias ou lojas de produtos naturais são rotulados com potências diferentes. Escolha, da lista a seguir, um remédio com a potência 6c que mais combina com os seus sintomas.

★ *Noz-vômica: dor de cabeça, o indivíduo se sente "perdido, tonto e irritado".*

★ *Pulsatilla: se a ressaca tiver sido causada por comidas fortes e bebidas alcoólicas.*

★ *Sulphur (enxofre): flatulência excessiva e exaustão nervosa, particularmente durante ingestão de bebidas alcoólicas.*

★ *Kali bichrom: para quem bebeu cerveja e está sofrendo de náusea e vômitos.*

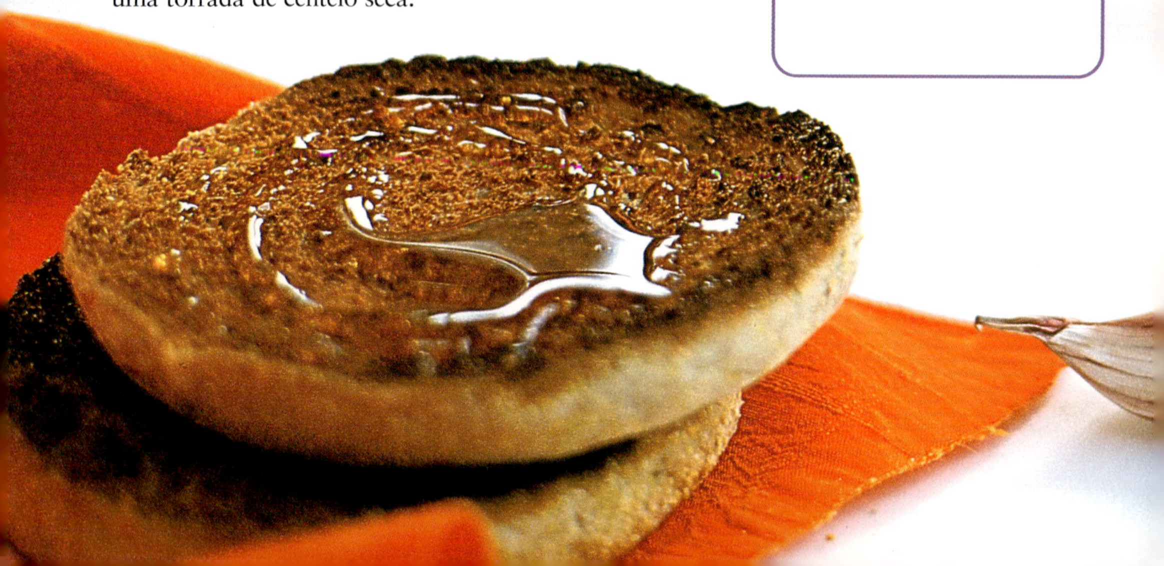

Desintoxique seu corpo

Alimentos e refeições indigestos podem obstruir o sistema linfático. Quando esse sistema está bloqueado, as toxinas não são completamente eliminadas do corpo. Seu acúmulo sobrecarrega o fígado, os rins e os sistemas digestivo e imunológico.

O refresco "Limpeza do fígado" pode ajudar a limpar o sistema linfático, eliminando as toxinas do fígado e aliviando a "carga" da vesícula biliar, rins e trato intestinal.

IMPORTANTE
Quem tem (ou já teve) pedras na vesícula deve consultar um especialista antes de tomar esse refresco. Mulheres grávidas ou amamentando não devem bebê-lo.

LIMPEZA DO FÍGADO

3 a 4 colheres de sopa de óleo de amêndoas ou oliva, puro e prensado a frio, 6 a 8 colheres de suco de limão fresco, 3 a 6 dentes de alho, gengibre recém-moído a gosto. Misture todos os ingredientes no liqüidificador e bata até ficar cremoso. Beba imediatamente. Não deixe a lista de ingredientes desanimá-lo – logo você se acostuma!

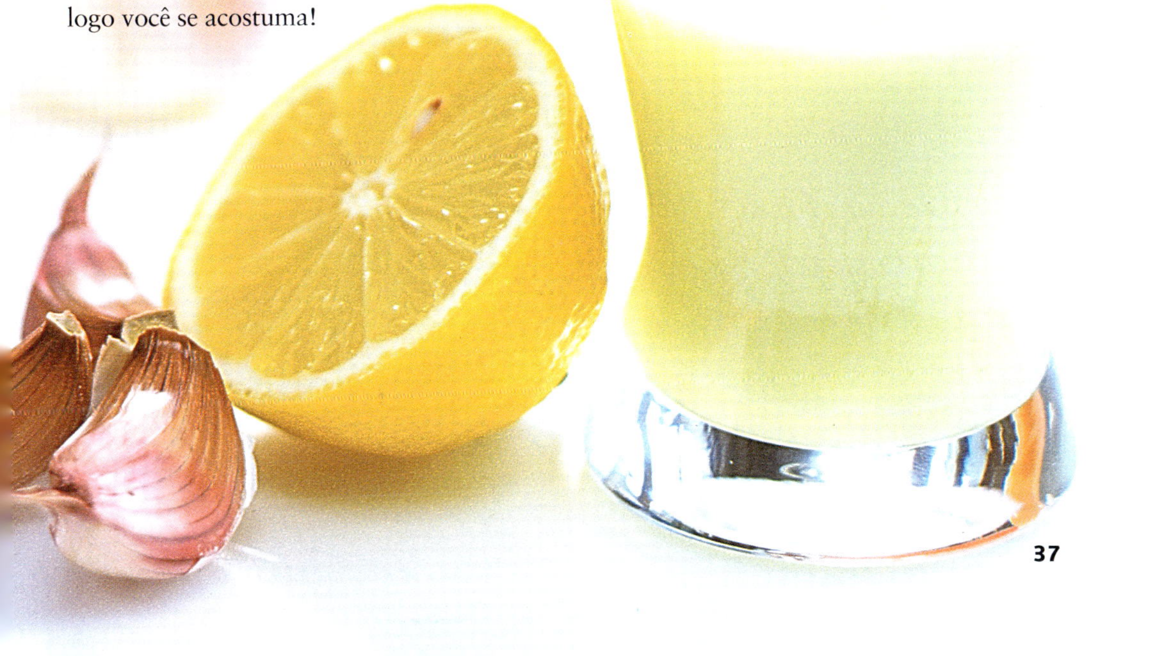

Elimine o resfriado

Se você acordou com dor de cabeça, dor de garganta e nariz entupido... É um resfriado. E aquela reunião marcada para dentro de uma hora? Experimente um dos remédios destas páginas – eles podem eliminar o resfriado ou, pelo menos, farão com que você se sinta melhor durante o dia.

CUIDADO

★ *Uma dose muito alta de vitamina C, como a que foi recomendada aqui, afeta os níveis de estrógeno. As mulheres devem usar métodos anticoncepcionais adicionais se tomarem apenas pílulas.*

SUPLEMENTOS

Ao primeiro sinal de um resfriado, tome os seguintes suplementos, todos juntos:

- Vitamina C tamponada (não ácida): tome de 5 a 15 g diariamente, apenas enquanto durar o resfriado. Divida essa dosagem pelo dia inteiro: ela parece um pouco alta, mas não se assuste – você saberá se estiver tomando muito remédio, pois o excesso solta o intestino. Se isso acontecer, diminua a dose.
- Um complexo multivitamínico e mineral de boa qualidade, junto com um antioxidante – uma mistura de vitaminas com minerais, para reanimar sua função imunológica.
- Echinacea – uma erva que impulsiona a função imunológica: 10 gotas de solução, 2 ou 3 vezes ao dia.
- Uma pastilha expectorante de zinco (vendida em lojas de produtos naturais) a cada 3 horas – ou siga as instruções da embalagem. Não tome mais de 100 mg de zinco por dia (não se esqueça de contar o zinco que você pode estar consumindo em outros suplementos).

VAPOR

Adicione cinco gotas de óleo essencial de eucalipto a uma tigela de água quente. Coloque uma toalha sobre sua cabeça e a tigela. Respire o vapor, lenta e cuidadosamente.

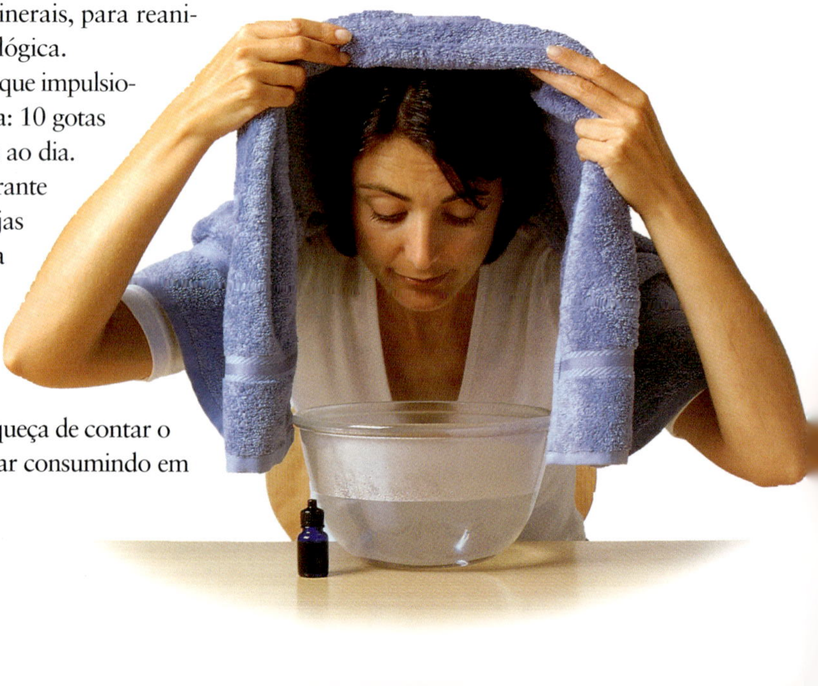

HOMEOPATIA

O remédio homeopático certo é a melhor chance de interromper um resfriado, mas verifique se os sintomas combinam exatamente com as recomendações. Use os remédios na potência 6c, encontrados em farmácias e lojas de produtos naturais.

REMÉDIO	SINTOMAS
ACÔNITO	*O primeiro nome do qual você deve se lembrar quando sentir que o resfriado está chegando. Essa doença começa rápido, geralmente depois da exposição a um vento frio. Febre alta, agitação e ansiedade, coriza. Sente-se melhor ao ar livre.*
BRIÔNIA	*O resfriado começa no nariz, mas move-se rapidamente para a garganta e o peito, com uma tosse seca e dolorida. Irritadiço, quer ficar sozinho. Tem muita sede e bebe goles longos.*
NATRUM MURIATICUM (NAT MUR)	*O resfriado começa com espirros. Excreção copiosa, clara ou branca, e talvez aftas. Piora ao ar livre ou quando se esforça. Prefere ficar sozinho. Perde totalmente o paladar.*
BELADONA	*Início repentino, mas a face torna-se vermelha e as pupilas dilatam. Qualquer movimento provoca dor, forte dor de cabeça, nariz entupido. Procura a escuridão, o silêncio e o calor. Garganta vermelha e dolorida. Deseja suco de limão.*
GELSÊMIO	*Use logo no começo do resfriado. Se você for rápido, o gelsêmio elimina o resfriado antes de qualquer outro remédio. Os sintomas começam mais lentamente. Sensação clássica de "frio e calor", com febre alta e calafrios subindo pelas costas. Cabeça pesada. Cansaço e fraqueza. Falta de sede. Tremores e incapacidade de se aquecer. Útil para os resfriados de verão e aqueles que aparecem durante uma onda de calor inesperada.*
ALLIUM CEPA	*Use quando tiver coriza com bastante muco. Olhos, lábios e narinas avermelhados e doloridos, com uma ligeira sensação de queimação.*

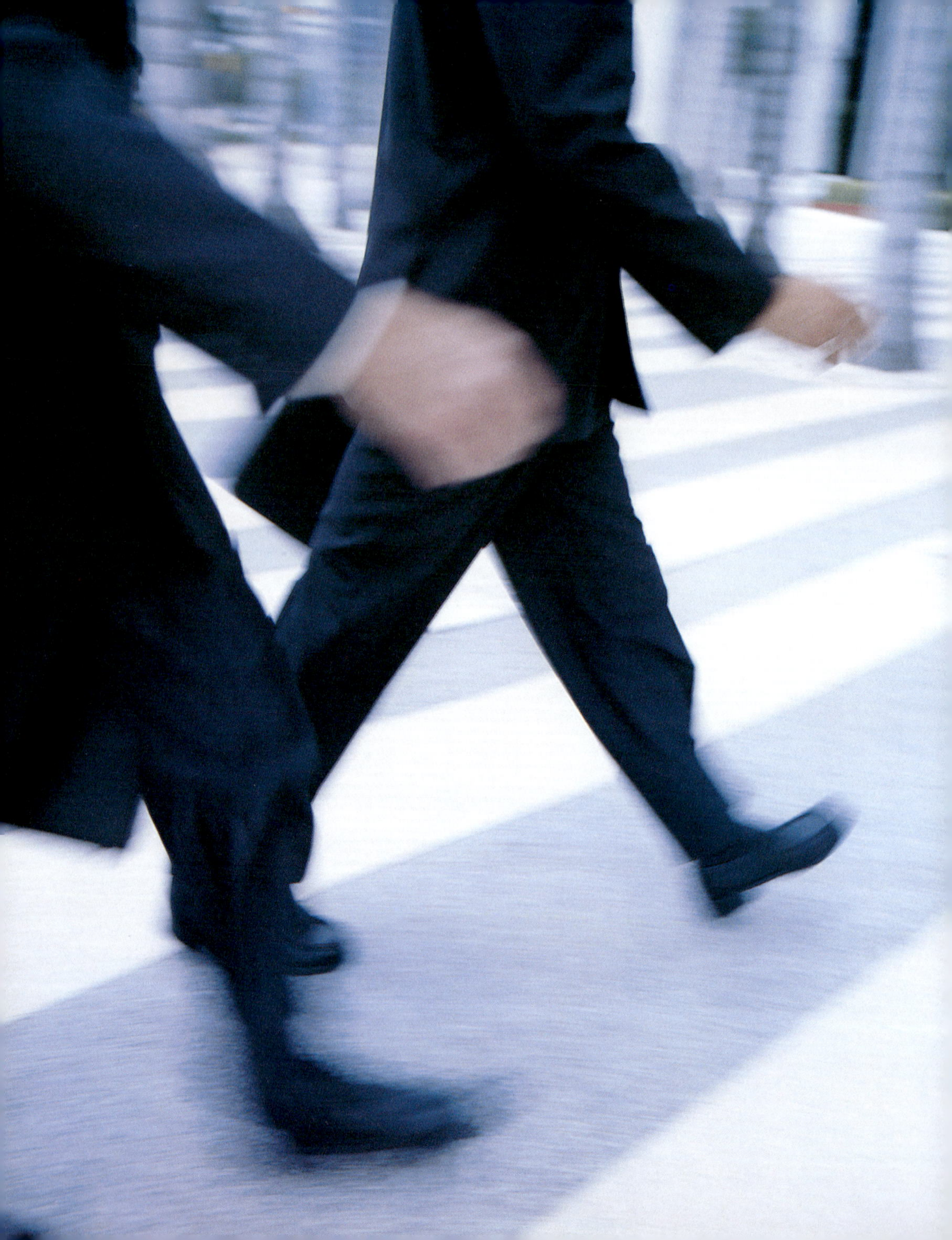

CAPÍTULO TRÊS

A caminho do trabalho

Não são muitas pessoas que têm a sorte de trabalhar a apenas cinco minutos de casa. Independentemente de você ir para o trabalho de carro ou usar um transporte público, sua jornada sempre pode ser uma fonte de estresse e tensão. Trânsito congestionado, motoristas malucos, vagões superlotados e ônibus atrasados (sem contar com os que nunca chegam) são suficiente para tirar qualquer um do sério.

Mantenha a calma. Neste capítulo, iremos analisar formas de transformar sua jornada; mesmo que não seja possível torná-la agradável, pelo menos ela será tolerável. Você aprenderá como transformar seu carro em um santuário tranqüilo e pessoal.

Quando o congestionamento piora e a tensão se acumula, alguns exercícios de respiração, assim como canções e entoações de mantras, ajudarão a aliviar a tensão e manter a calma atrás do volante. As técnicas de concentração, junto com dicas sobre posturas confortáveis, diminuem parte do nervosismo causado por uma longa jornada.

Se você viaja regularmente com transporte público, cada dia pode se transformar em uma minimeditação, enquanto você aprende a usar técnicas simples como a respiração profunda e as posturas do *chi kung*. A visualização de um escudo envolvendo sua aura irá ajudá-lo a manter a multidão fora de seu espaço pessoal, enquanto exercícios discretos de *jin shin jyutsu* equilibram e revigoram sua energia.

Você pode usar positivamente cada passo de sua jornada – desde esperar em uma fila até subir uma escada rolante. Existe até uma técnica para reduzir o desconforto causado pelas diferenças de fuso horário se você precisar viajar de avião!

Desfrute sua jornada até o trabalho e lembre-se de que cada passo (mesmo que pequeno) simboliza a jornada que percorremos pela vida. Tente dar mais significado a sua caminhada.

Seu carro é um santuário

O primeiro passo para um transporte livre de estresse é transformar seu carro em um santuário pessoal – uma área agradável e confortável. Uma limpeza e um tratamento de cinco minutos são suficientes.

★ *Proteja-se: pendure uma bola de prata no espelho retrovisor, amarrada por uma fita vermelha. De acordo com o Feng Shui, esse objeto ajuda a refletir a energia negativa. Ou então cole seu símbolo espiritual favorito no painel. Em alguns países, é comum ver uma imagem da Virgem Maria dentro do carro, mas você pode escolher uma de Buda, da estrela de David, de uma divindade ou de um animal.*

★ *Escolha as músicas com cuidado, para que entre no ritmo mais adequado para dirigir – elas não podem ser sonolentas nem muito agressivas. Os livros gravados em fitas oferecem a oportunidade de "ler" um clássico ou rir com seu comediante favorito. Ou, então, comece o dia ouvindo palavras de sabedoria de uma fita de auto-ajuda. Fique longe daquelas que contêm exercícios de relaxamento profundo ou de auto-hipnose. Mantenha fitas e CDs organizados.*

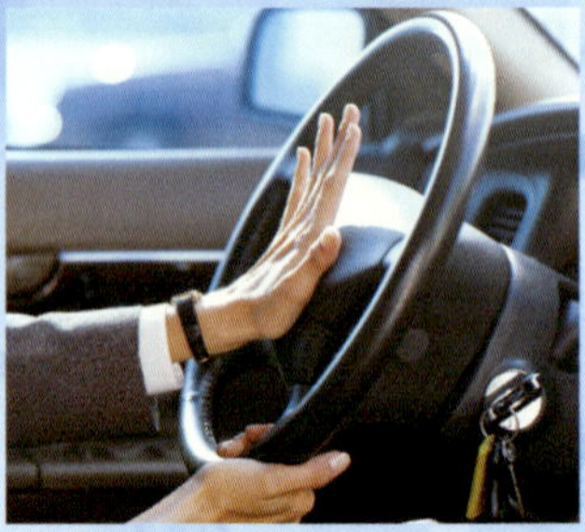

★ *Limpe o espaço interno: tire do carro todos os jornais velhos, as embalagens vazias, as xícaras de café e os brinquedos.*
★ *Cuide do seu carro: Passe o aspirador, colocando algumas gotas de óleo essencial de* grapefruit *no saco que armazena o pó. Adicione algumas gotas de óleo de limão e de alecrim em uma tigela de água e lave os carpetes. Passe um pano no painel, usando qualquer um dos óleos citados.*

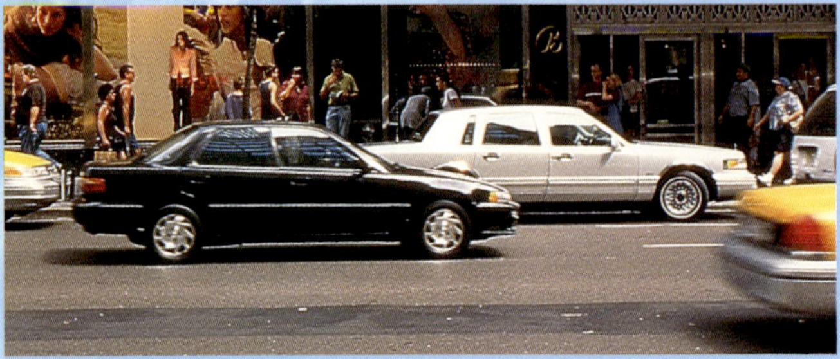

★ *Faça um kit espiritual de emergência: um livro especial, óleos essenciais agradáveis e tecidos para aplicá-los, fotos das pessoas que você ama, lanches saudáveis, água mineral, um desenho que o faça sorrir.*

Proteja a sua coluna

Os bancos dos carros são projetados de acordo com normas de segurança, não da saúde postural. A técnica de Alexander treina a boa postura – experimente essas dicas para proteger a coluna cada vez que você entra no carro.

★ *Ajuste sua posição, de forma que não se estique para alcançar os pedais – mas não "cole" na direção. Suas mãos devem ser colocadas em uma posição de "dez para as duas", sem apertar o volante .*

★ *Mantenha o encosto ereto e encaixe bem o corpo no banco, apoiando as costas. Experimente colocar uma almofada na coluna lombar, para evitar que você a encurve.*

★ *Antes de entrar no carro, fique em pé na frente da porta. Alongue o corpo, como se você estivesse sendo puxado por uma corda presa ao topo de sua cabeça. Sinta os ombros relaxados e soltos longe das orelhas. Sinta os pés firmes no chão. Espere até que sua mente esteja calma e concentrada.*

★ *Entre no carro lenta e conscientemente. Sente-se com os dois pés ainda fora do carro. Depois, junte-os e vá virando o corpo para a frente bem devagar.*

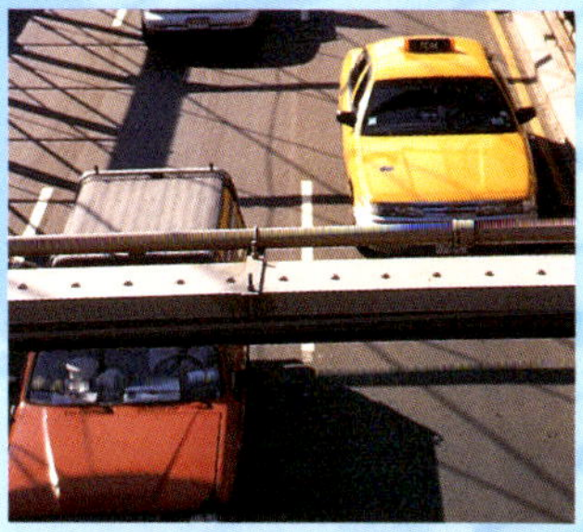

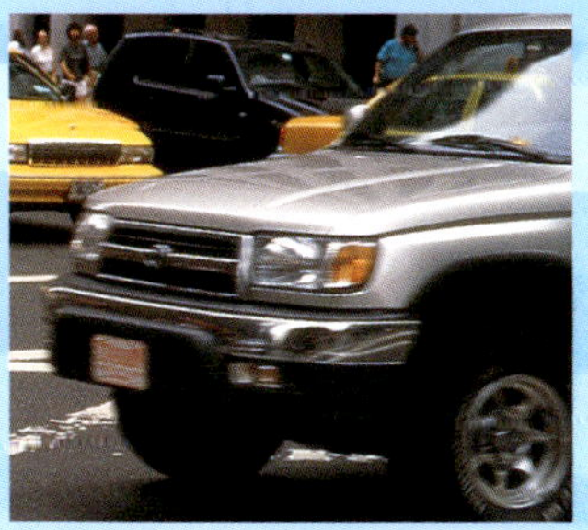

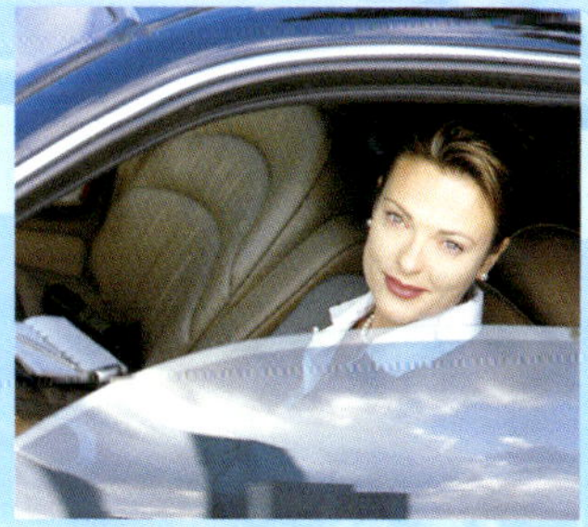

★ *Preste atenção no ponto em que você acumula a tensão. Mãos? Pernas? Ombros? Examine esses pontos, relaxando-os. Cada parte de seu corpo deve estar calma e relaxada enquanto você dirige.*

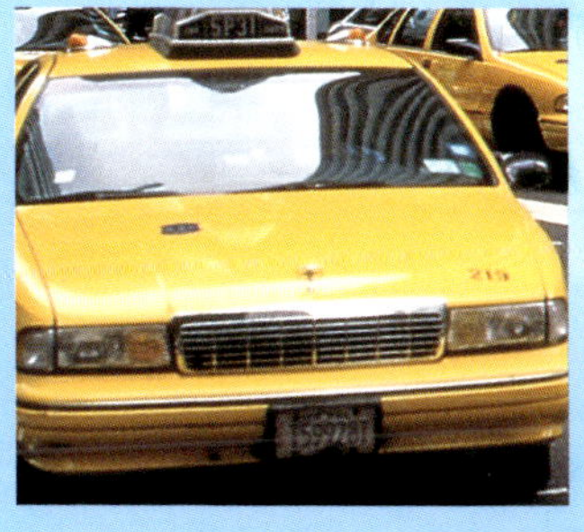

★ *Quando você for dar marcha a ré, não vire a cabeça. Vire primeiro a ponta do nariz na direção do ombro e depois gire o corpo – isso ajuda a alongar a coluna.*

Não acumule tensão

Você está atrasado e cercado por carros guiados por "idiotas". Você pode literalmente sentir a tensão aumentando. Felizmente, seu carro é um local à prova de som. Dentro dele, você pode praticar algumas das técnicas mais eficazes para o alívio da tensão – a terapia do som – sem que ninguém precise saber.

COMBATA O ESTRESSE COM O SOM

■ **Murmure:** Se você está estressado, ansioso ou nervoso, murmure silenciosamente. Esse murmúrio irá ressoar por seu corpo. Onde você consegue senti-lo? A sensação é modificada quando você altera o tom do murmúrio?

■ **Suspire:** Você está irritado e tenso? Experimente dar um longo e sonoro suspiro. Essa prática também ajuda a liberar as emoções negativas. Solte-se!

■ **Cante:** Coloque uma música alegre e cante junto. Berre a plenos pulmões. Ouça uma música bem agitada quando está tenso – uma música muito calma e suave pode torná-lo ainda mais irritado!

■ **Entoe mantras:** Você não precisa dizer o "Omm" sagrado ou uma frase espiritual – experimente falar coisas positivas, repetindo-as em diferentes ritmos. Por exemplo, "eu estou calmo, eu estou muito calmo, eu estou realmente calmo".

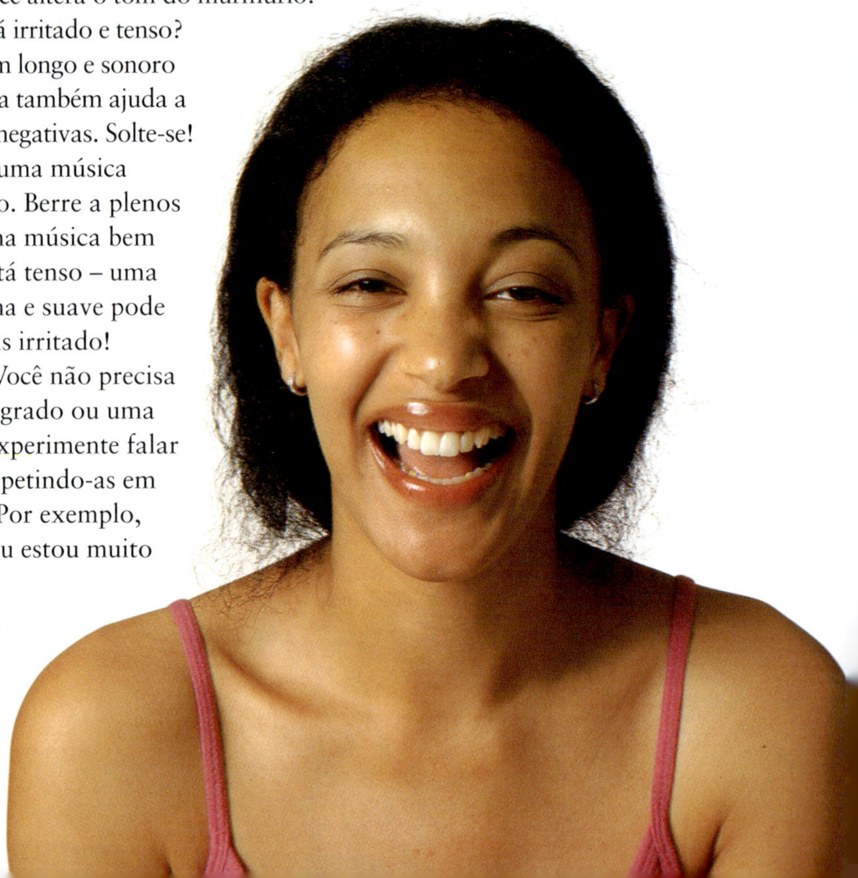

Esses exercícios simples irão melhorar rapidamente seu humor, alegrando o seu dia

Fique alerta

Você ainda tem uma longa distância a percorrer e sabe que será difícil permanecer concentrado e alerta. Não entre em pânico – é só seguir essas estratégias simples para dirigir com segurança por uma longa distância.

★ *Se sente que está perdendo a concentração, varie a velocidade. Se mantiver uma velocidade constante ou ligar o piloto automático, pode ficar ainda mais sonolento.*

★ *Verifique a visão de "três pontos" – olhe a sua frente, depois em uma distância média e para o horizonte. Essa é uma boa prática de direção e é essencial quando você está cansado.*

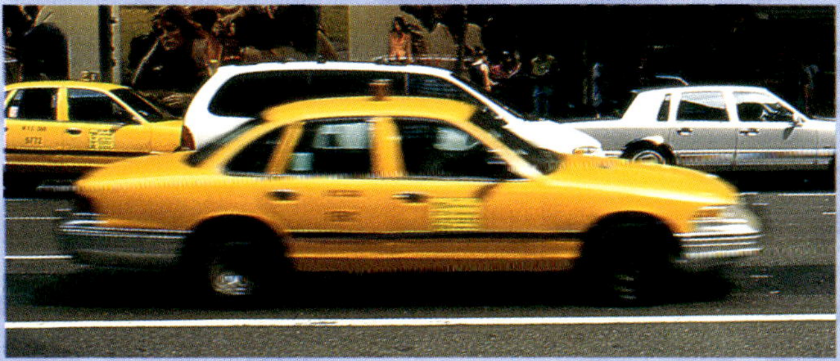

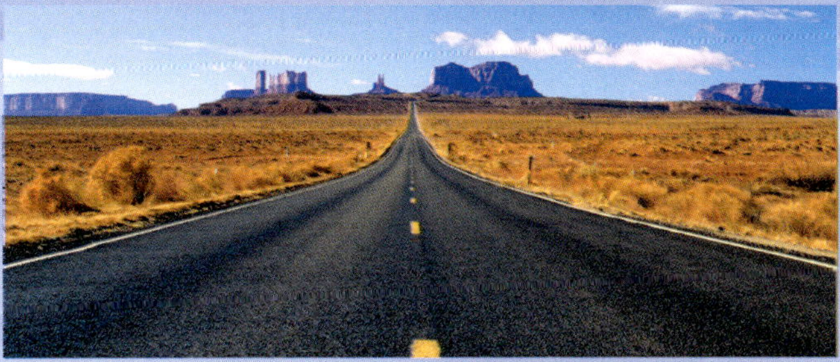

★ *Coloque algumas gotas de óleos essenciais "para despertar" em um tecido e inspire-o ocasionalmente. O perfume cítrico do limão, do limão-galego e do* grapefruit *são revigorantes.*

★ *Use sua consciência. Preste atenção em tudo que vê e faz. Faça comentários – "tensão no pescoço, preciso relaxar; estou me aproximando de uma placa; carro vermelho em alta velocidade".*

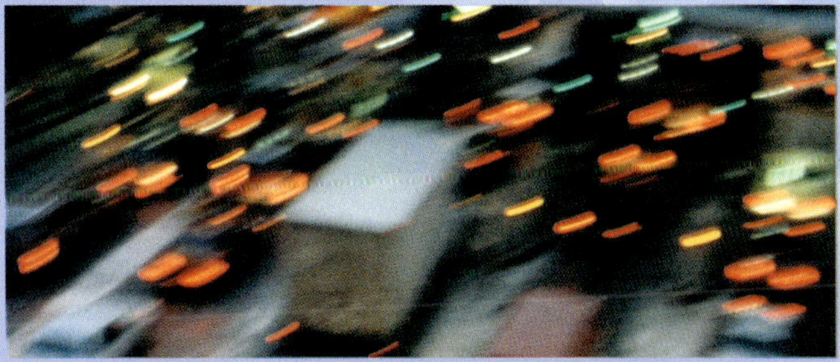

Elimine o mau humor causado pelo trânsito

Quando você está preso no trânsito, é muito fácil que seu nível de tensão se acumule. Antes que você perceba, está cerrando os dentes e elevando a voz – amaldiçoando a estupidez de todos os outros motoristas. Não deixe que sua frustração tome conta de você – corte o mau humor pela raiz com esse exercício simples (mas o execute apenas se o carro não estiver andando!). Use-o enquanto estiver parado no sinal vermelho ou preso no congestionamento.

VERIFIQUE A TENSÃO

★ *Ocasionalmente, analise seus ombros e suas pernas para perceber se estão relaxados e soltos.*

★ *Verifique a pressão de suas mãos sobre o volante: você o está apertando tanto que os nós de seus dedos estão ficando brancos? Fique o mais relaxado possível.*

ALIVIE A TENSÃO

1 *Junte as mãos atrás da cabeça, encostando-as no couro cabeludo.*

2 *Deixe o peso das mãos empurrar sua cabeça para a frente, sentindo o alongamento do pescoço e da coluna. Não faça força; relaxe os braços e deixe o peso das mãos fazer o trabalho. Mantenha essa posição por no mínimo 20 segundos – ou mais, se puder.*

3 *Expire profundamente, com um suspiro: "A-a-a-a-ah".*

4 *Repita os passos 1 a 3 várias vezes, se possível. No entanto, o simples fato de manter essa posição durante alguns segundos já alivia a tensão.*

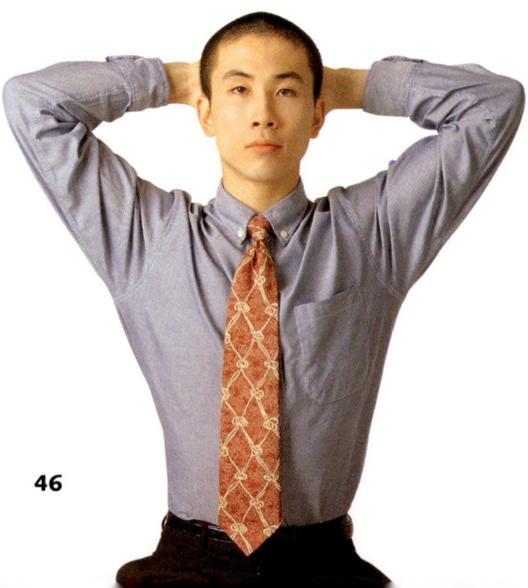

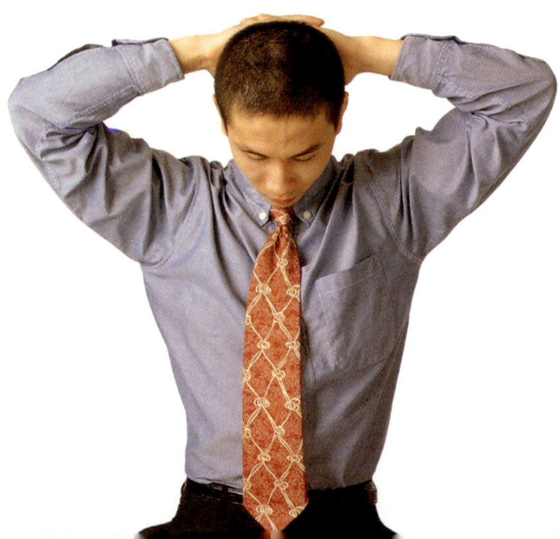

Mantenha a calma

Os exercícios respiratórios são uma das formas mais eficazes de reduzir o estresse e elevar o nível de energia. A técnica respiratória *Ujjayi*, derivada da ioga e que significa respiração "psíquica" ou "vitoriosa", é ao mesmo tempo simples e surpreendentemente poderosa. Use essa técnica sempre que você sentir necessidade de "manter a calma" – o nível de estresse irá cair vertiginosamente dentro de alguns minutos.

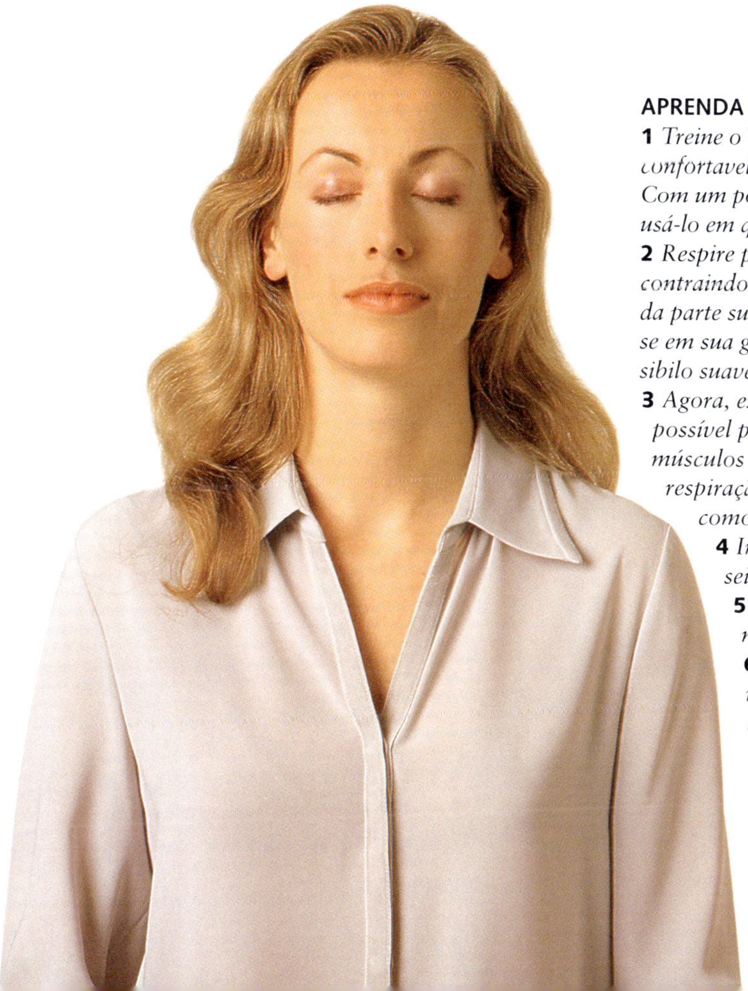

APRENDA O UJJAYI

1 *Treine o* Ujjayi *quando estiver sentado confortavelmente, com os olhos fechados. Com um pouco de prática, você poderá usá-lo em qualquer posição.*

2 *Respire profundamente pelo nariz, contraindo ao mesmo tempo os músculos da parte superior da traquéia. Concentre-se em sua garganta e você ouvirá um sibilo suave.*

3 *Agora, expire o mais lentamente possível pelo nariz, fechando os músculos ao redor da epiglote. Sua respiração parecerá mais acelerada, como quando você está resfriado.*

4 *Inspire e expire dessa forma seis vezes.*

5 *Agora, relaxe e respire normalmente mais seis vezes.*

6 *Repita esse ciclo (seis respirações* Ujjayi *e depois seis normais) quatro vezes.*

Mantenha a calma na fila

Ficar espremido em um trem lotado ou esperar na fila pelo ônibus são situações tediosas e desconfortáveis. No entanto, você pode utilizar esse momento – mesmo que ele dure apenas alguns minutos. Os exercícios de *chi kung* e de ioga descritos nestas páginas podem ser executados em qualquer lugar. Eles ajudam a impulsionar a energia pelo corpo, acalmando-o e energizando-o ao mesmo tempo.

ÓLEOS ESSENCIAIS QUE ACALMAM
O óleo essencial de lavanda é muito calmante e relaxante. Guarde no bolso um tecido no qual você tenha colocado algumas gotas desse óleo. Sempre que você se sentir estressado ou irritado, aspire o aroma.

CHI KUNG WU CHI

1 *Fique em pé com os pés próximos. Deixe os braços caídos ao lado do corpo. Se você se sentir à vontade, feche os olhos. Senão, fixe-os em um ponto a sua frente.*
2 *Trabalhe seu corpo de maneira consciente, relaxando cada parte. Comece pela cabeça – sinta o couro cabeludo relaxando.Deixe os músculos da facesoltos,relaxe a mandíbula.Imagine que até seus cabelos estão relaxados.*
3 *Puxe os ombros para cima e depois solte-os. Relaxe os braços. Cerre os punhos e depois relaxe as mãos.*
4 *Relaxe o peito e o abdome. Sinta a respiração penetrando profundamente no abdome, empurrando-o para cima enquanto você inspira. Relaxe as costas – imagine cada uma das vértebras relaxando, de forma que a coluna inteira fique relaxada e flexível.*
5.*Relaxe os quadris, ascoxas, amoleça os joelhos. Sinta a tensão saindo de suas pernas e sendo eliminada pelas solas dos pés, penetrando no chão.*

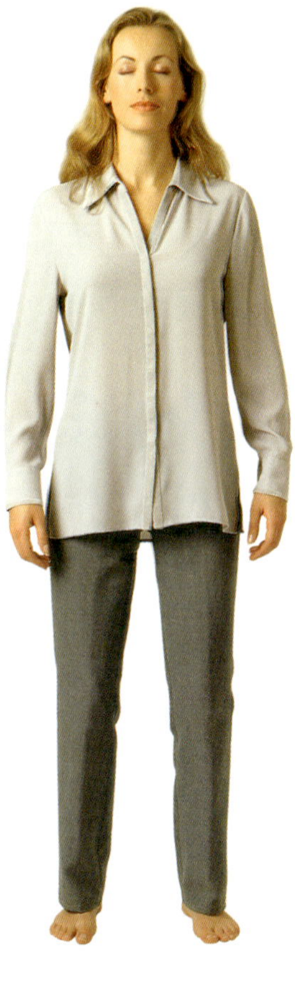

6 *Agora, visualize um lago plácido, com águas brilhantes e calmas. Sua mente é como esse lago – calma e clara.*
7 *Agora, imagine um céu azul. As nuvens vão passando. Os pensamentos que o preocupam são como essas nuvens – eles desaparecem lentamente, deixando o céu puro e claro novamente.*
8 *Fique dessa maneira, relaxado e meditando, enquanto puder. Quando o transporte vier ou quando você chegar a seu destino, retorne a um estado consciente ao mundo que o cerca. Firme bem os pés no chão e faça um bom alongamento.*

ENCOLHA OS OMBROS

1 *Sente-se confortavelmente, com os braços soltos.*

2 *Eleve os ombros até as orelhas, encolhendo-os o máximo que conseguir. Intensifique a tensão em seu corpo o máximo possível. Inspire enquanto puxa os ombros para cima.*

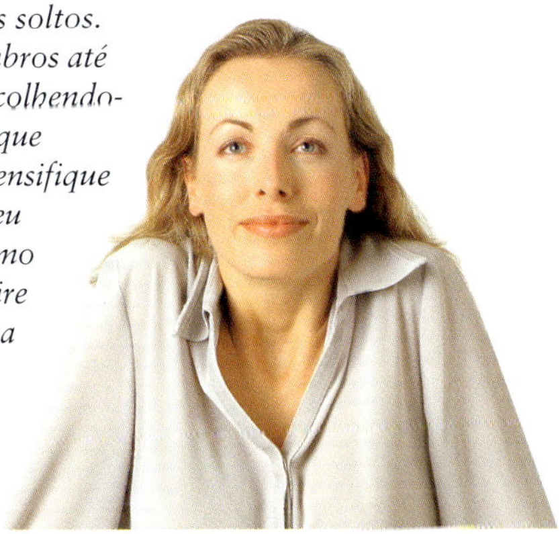

3 *Incline a cabeça para trás, deixando seu peso puxá-la para baixo.*

4 *Expire, soltando os ombros e erguendo a cabeça. Você perceberá uma sensação de calor no pescoço e ombros – significando maior quantidade de sangue circulando nas áreas de alta tensão. Repita sempre que quiser.*

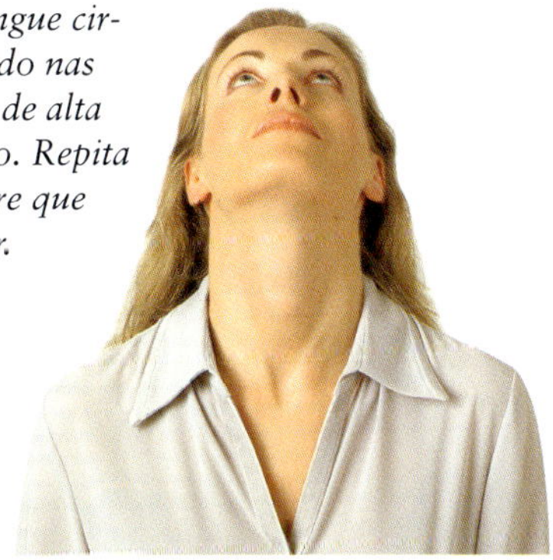

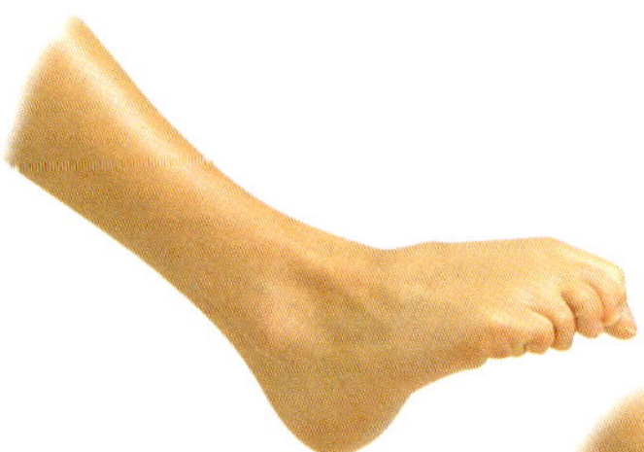

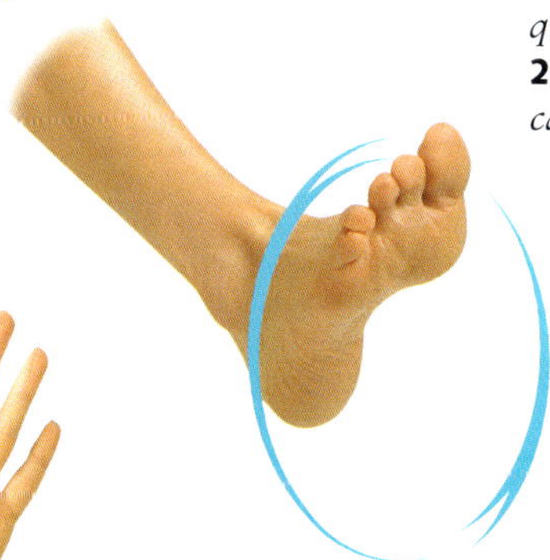

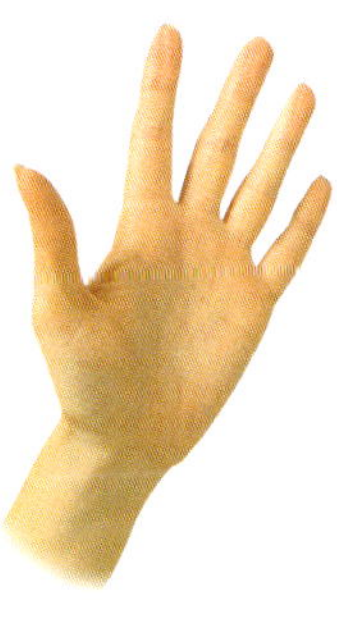

GINÁSTICA PARA OS PÉS E AS MÃOS

Repita cada passo cinco vezes.

1 *Enrole os dedos dos pés o máximo que conseguir, e depois solte.*

2 *Enrole o pé inteiro na direção do calcanhar e depois flexione-o para cima tão confortavelmente quanto possível.*

3 *Agora, faça círculos com os pés, devagar, nos sentidos horário e anti-horário.*

4 *Cerre o punho. Solte as mãos, abrindo e esticando bem os dedos.*

5 *Estique os dedos e dobre a mão para trás, formando um ângulo reto com o punho. Então, dobre a mão para a frente, apontando com os dedos para o chão.*

6 *Cerre o punho e faça círculos com a mão, no sentido horário e anti-horário.*

Equilibre sua energia

O *jin shin jyutsu* é uma antiga terapia japonesa que pode eliminar o estresse e a fadiga, aliviar a dor e equilibrar as emoções. As posturas são simples e absolutamente discretas – você pode fazê-las em qualquer lugar, sem que ninguém perceba.

ELIMINE O MAL-ESTAR CAUSADO POR DIFERENÇAS DE FUSO HORÁRIO

Este exercício de jin shin *ajuda a combater o mal-estar causado por mudanças de fuso horário em viagens de avião.*

Segure o polegar da mão esquerda com os dedos da outra mão. Quando sentir a pulsação do polegar, solte-o e segure o dedo indicador da mão esquerda, da mesma forma - até sentir a pulsação.

Trabalhe com todos os dedos. Depois, repita o exercício na mão direita.

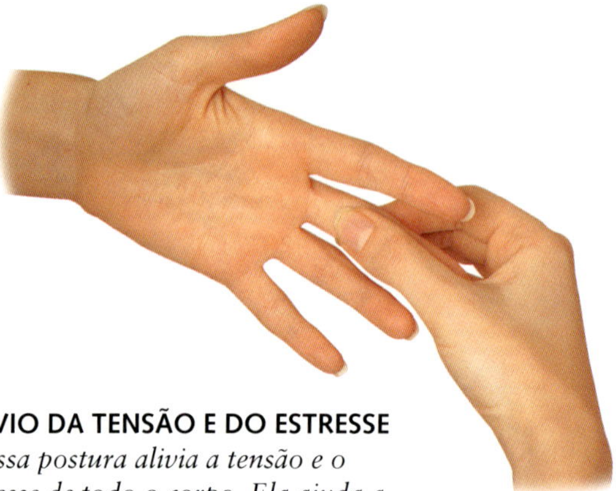

ALÍVIO DA TENSÃO E DO ESTRESSE

Essa postura alivia a tensão e o estresse de todo o corpo. Ela ajuda a eliminar a energia negativa estagnada.

1 *Segure a segunda articulação do dedo médio esquerdo com o polegar e o dedo indicador da mão direita.*

2 *Mantenha essa posição por alguns minutos.*

3 *Faça o mesmo na mão direita.*

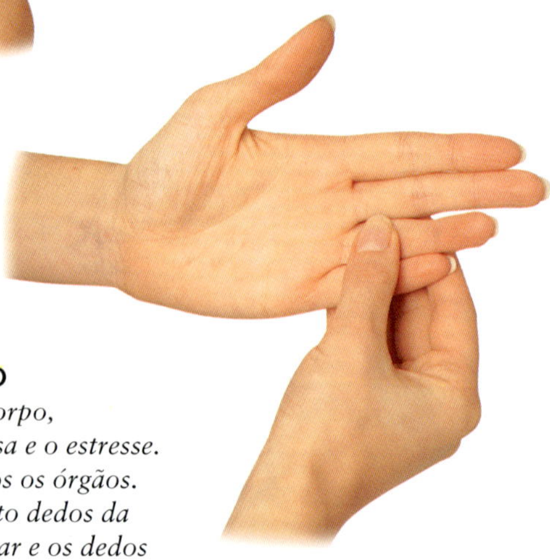

CALMA E REVITALIZAÇAO

Essa postura acalma o corpo, eliminando a tensão nervosa e o estresse. Ela também revitaliza todos os órgãos.

1 *Segure o quarto e o quinto dedos da mão esquerda com o polegar e os dedos da mão direita; o polegar fica do lado de dentro da mão.*

2 *Faça o mesmo exercício na mão direita.*

Caminhe na direção do sucesso

Use o tempo que você passa caminhando para se dirigir ao sucesso. Sempre que você fizer um passeio de meia hora ou uma caminhada de apenas dois minutos, concentre-se em seus passos e repita afirmações positivas: isso fará uma diferença enorme durante seu dia.

DIGA COISAS POSITIVAS

Repita uma afirmação positiva da qual você goste, em voz alta ou mentalmente. Quando você fala para si mesmo, é como se estivesse enviando um comando para o subconsciente – ajudando sua afirmação a se realizar. Tente falar "Tenho sucesso absoluto no que faço", "Estou calmo, concentrado e no controle" ou "Tenho criatividade abundante e idéias ótimas". Repita várias vezes, enquanto anda.

CONCENTRE-SE NO ATO DE ANDAR

1 *Preste atenção na maneira como você anda. Ande um pouco mais devagar do que o normal e sinta os pés tocando o chão (ele está mole, duro, quente, frio?). Sinta os dedos dos pés se alongando enquanto você anda, preste atenção nas flexões dos joelhos e no balanço dos quadris.*

2 *Concentre a atenção na respiração. Mentalmente, diga "para dentro" enquanto inspira e "para fora" enquanto expira. Experimente começar a inspirar e expirar ao mesmo tempo que um de seus pés toca o chão.*

3 *Perceba quantos passos consegue dar enquanto inspira, e enquanto expira. Conte cada passo da caminhada e respire, como se sua mente estivesse dizendo: "Dentro, dois, três, quatro... Fora, dois, três, quatro..." ou "Dentro, dois, três... Fora, dois, três", dependendo do ritmo dos passos e da respiração. Você estará estabelecendo seu próprio ritmo.*

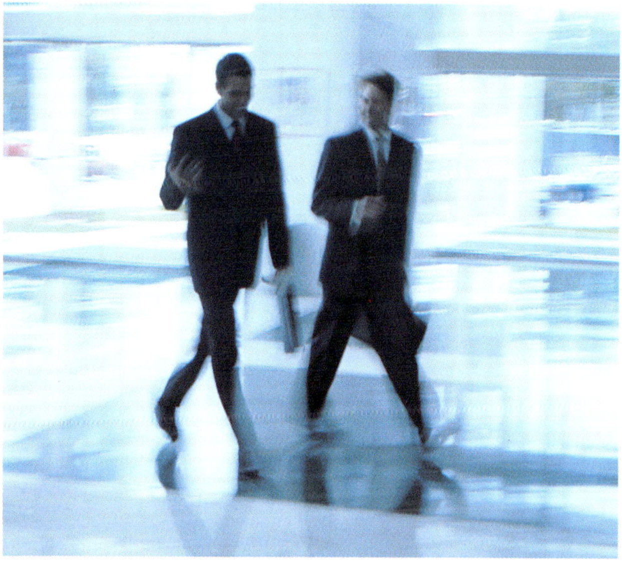

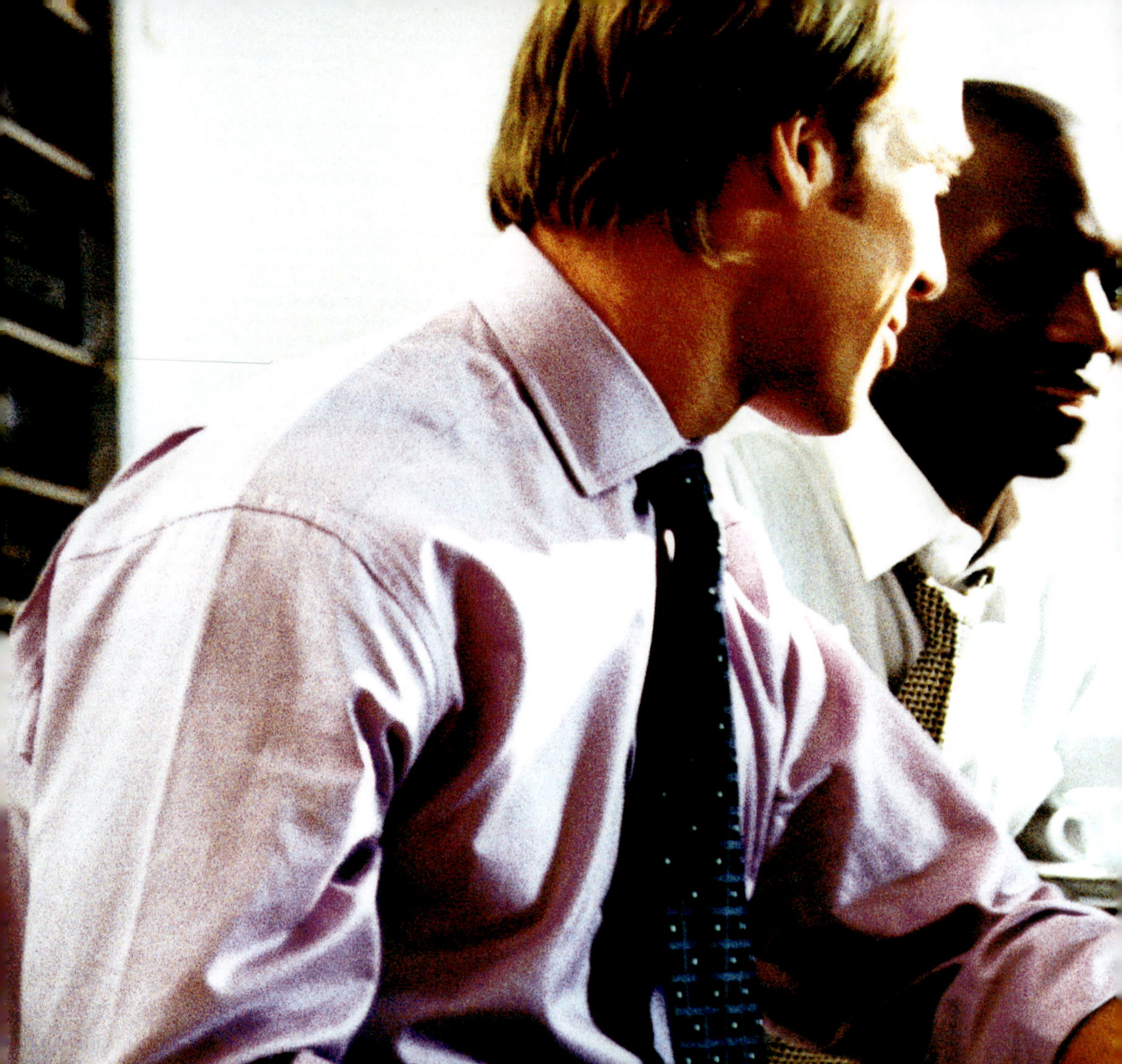

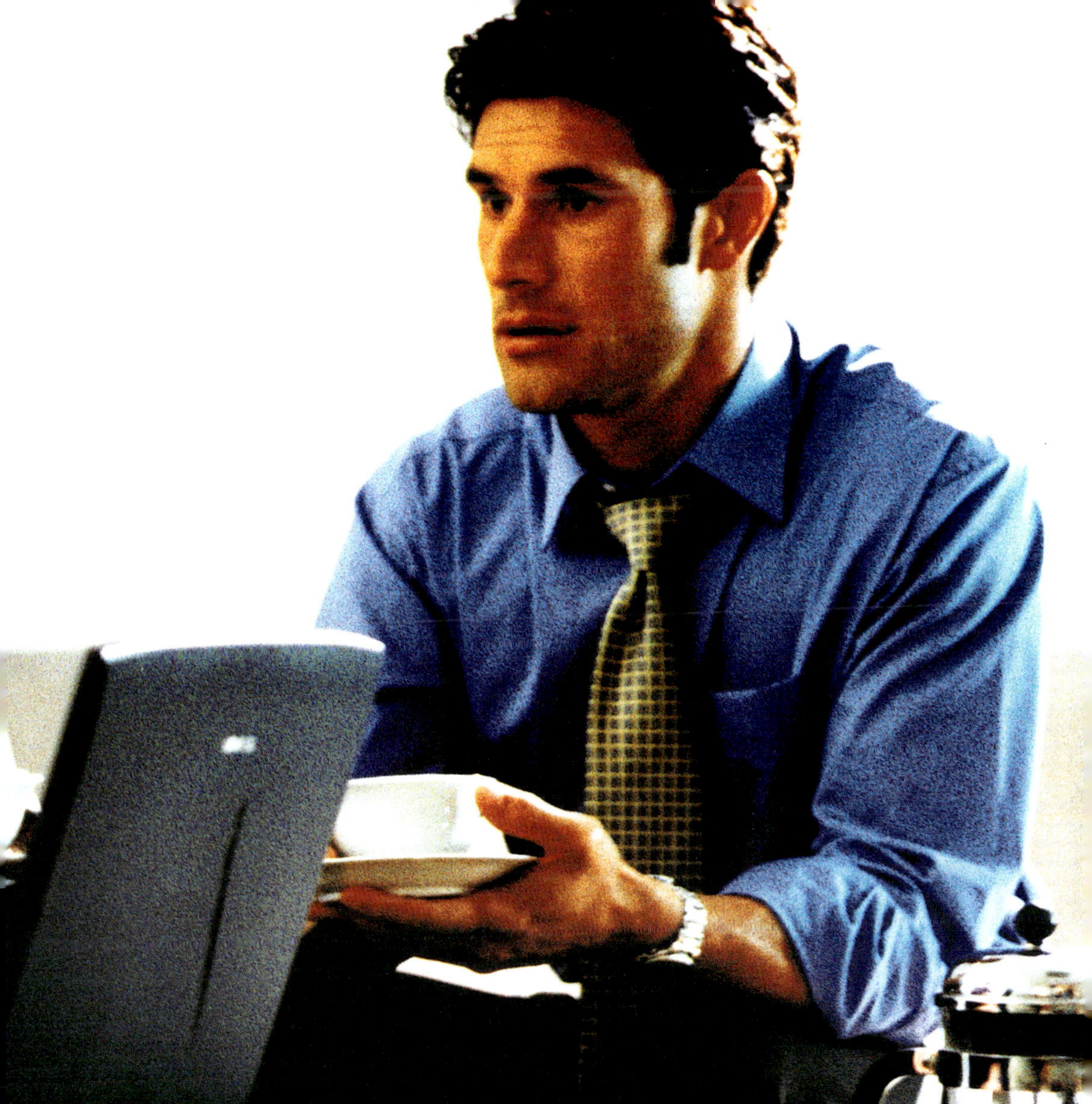

Parte dois: Vitória profissional

Você chegou inteiro na empresa. Agora, como conseguirá tirar o máximo proveito de seu dia e sair ileso?

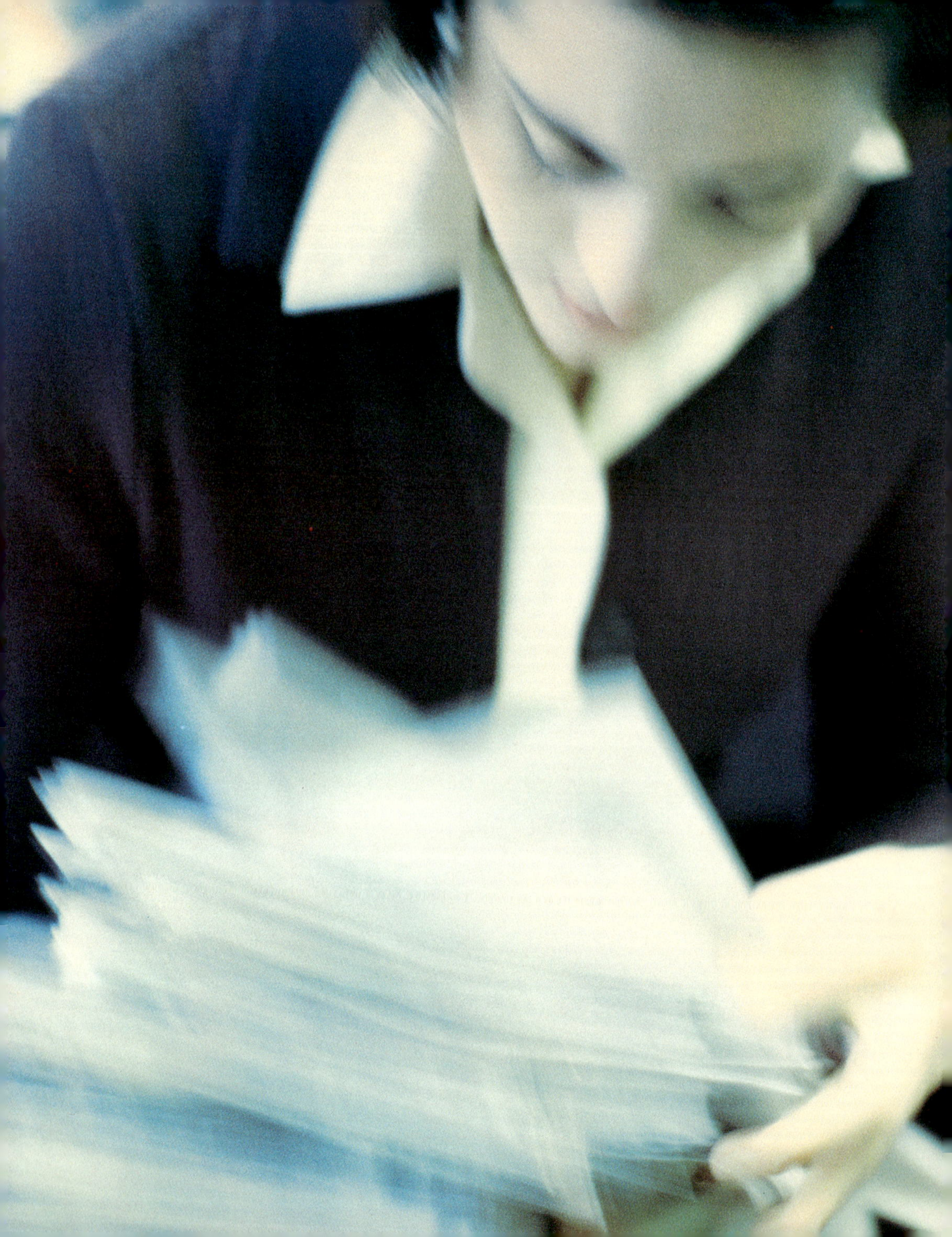

CAPÍTULO QUATRO

Espaço de trabalho

Você chegou na empresa. O que você vê assim que passa pela porta? O escritório é como um oásis tranqüilo, cheio de ordem e serenidade? A energia que está circulando é positiva? Ou o que você tem diante dos olhos é uma imensa confusão, cheia de barulho e desarmonia?

O primeiro passo para aumentar a energia e a criatividade, elevando a produtividade e melhorando o humor, é tornar seu local de trabalho convidativo e agradável.

Ninguém gosta de trabalhar em um escritório desorganizado. A bagunça diminui seu nível de energia e desordena também a linha de pensamento – além disso, ter que procurar aquele bilhete importante no meio de uma pilha de papéis desarrumados causa estresse e é simplesmente uma perda de tempo.

Por isso, gaste cinco minutos de seu tempo para arrumar e reorganizar o espaço. Se você trabalha sobre uma mesa, por que não tenta redescobrir como é a superfície dela sem todos esses papéis? Então, você pode usar a arte chinesa do Feng Shui para fazer com que seu espaço realmente o ajude a conquistar seus objetivos.

Sempre que você quiser um aumento no salário ou mais reconhecimento por parte de seus superiores, ou então se deseja melhorar as relações profissionais e tirar o máximo da equipe que trabalha com você, a maneira pela qual sua mesa é organizada pode conduzir a uma mudança surpreendente.

Também veremos como melhorar o ar do escritório, em que a sobrecarga de substâncias liberadas pelos móveis, materiais e equipamentos modernos pode tornar as pessoas realmente doentes. Dicas e sugestões práticas irão lhe ensinar a eliminar a síndrome do escritório.

O esforço excessivo da cabeça e do pescoço são as maldições dos escritórios modernos – particularmente se você usa muito o computador. Uma lição curta sobre como melhorar a postura, com dicas para tornar a digitação mais agradável, facilitam o trabalho com o teclado.

Assuma o controle de seu ambiente de trabalho e faça com que ele funcione a seu favor. As coisas irão mudar – sem sombra de dúvida.

Mesa limpa, mente limpa

Uma mesa limpa ajuda a manter a mente limpa. Do ponto de vista psicológico, a bagunça irrita a mente. Ela nos torna deprimidos por causa de todas as coisas que temos para fazer, consertar ou terminar. Em um nível energético, a desorganização diminui a energia – ela cria estagnação do *chi*, que é a energia vital. Por isso, limpe sua mesa e reorganize sua mente.

DESIMPEÇA O AMBIENTE DE TRABALHO

- Mantenha sua mesa o mais limpa possível. Tenha a sua frente apenas os materiais com os quais está trabalhando, pois esse hábito o ajuda a concentrar-se na tarefa que tem nas mãos.
- Guarde os papéis assim que tenha terminado de trabalhar com eles. Não deixe que eles se acumulem no chão.
- Quando novos materiais chegarem a sua mesa, decida imediatamente o que fará com eles: trabalhe neles agora, arquive-os para uso futuro ou jogue-os fora.
- Mantenha a cesta de lixo perto da mesa e abra sua correspondência sobre ela. Os papéis inúteis podem ir direto para o lixo.
- Reserve um momento para analisar regularmente seus documentos e papéis arquivados. Descarte os que estão desatualizados ou que não são mais necessários.

SEJA MAIS EFICIENTE – DICAS IMPORTANTES

- Programe tempo para você mesmo – momentos do dia em que ninguém o interrompa. Use esse período para ter idéias ou fazer tarefas criativas, ou simplesmente para ficar sentado silenciosamente, reabastecendo sua energia.

CONCENTRE-SE

★ *Acenda uma vela em sua mesa para concentrar-se.*

★ *Algumas gotas de óleo de bergamota ou pinho energizam e elevam o espírito. O óleo de alecrim ajuda na concentração – mas não deve ser usado por grávidas ou por quem sofre de epilepsia.*

- Aja, em vez de apenas reagir. Planeje as coisas que fará e quando – depois, mantenha-se fiel a esse plano. Trate um compromisso consigo mesmo como qualquer outro compromisso: interrompa-o apenas se for inevitável.
- Faça uma pausa a cada hora. Caminhe por alguns minutos ou alongue o corpo, para eliminar o cansaço e impulsionar a concentração.
- Organize o dia de acordo com seu relógio biológico. Você gosta de acordar bem cedo ou é notívago? Quando você se sente mais criativo e organizado? Em que hora do dia você está sonolento ou parece que sua mente está em outro mundo? Não planeje nada importante para as horas em que você se sente sonolento ou sonhador. Use-as para telefonemas ou tarefas rotineiras.

CRIE O SUCESSO: APLIQUE O FENG SHUI EM SUA MESA

Sua mesa é a chave para o sucesso profissional. A maneira pela qual ela foi colocada na sala e como as coisas são dispostas sobre ela pode fazer uma diferença enorme entre o sucesso e o fracasso nos negócios – seja você um chefe de uma grande empresa ou um autônomo que trabalha em um canto da sala de estar. Nas próximas páginas, você aprenderá como a arte chinesa do Feng Shui pode ajudá-lo a organizar sua mesa e ter o máximo de benefícios.

Progrida em sua carreira

Se você achar que sua carreira precisa de uma injeção de vitalização e energia, tente organizar sua mesa da maneira que apresentamos. Esse é um modelo básico para todos os espaços profissionais independente de seu trabalho ou dos problemas que precisa enfrentar.

A MESA DA CARREIRA EM ASCENSÃO

- Posicione sua mesa de forma que você se sente de costas para uma parede e tenha uma boa visão da porta e da janela.
- Uma luminária de mesa ajuda a concentrar a atenção – colocada no canto esquerdo superior, melhora as finanças.
- Flores frescas estimulam a atividade mental e limpam o ar.
- Coloque o telefone no seu lado direito, para tornar seus contatos mais dispostos a lhe atender. Se for canhoto, coloque sua agenda no lado direito para obter o mesmo efeito.
- Os livros de referência mais importantes devem ficar do lado esquerdo – a área do conhecimento.
- Se seu trabalho for criativo, use uma mesa redonda. Se envolver números ou for muito preciso, uma mesa retangular é melhor, mas deve ter cantos arredondados.
- Experimente usar uma pasta ou mala retangular, para aumentar sua tendência a finalizar todos os projetos.
- O computador deve ficar centralizado na borda da mesa oposta a seu corpo. Essa área cuida da fama e do reconhecimento. Atrás dele, pendure na parede algo que o faça lembrar de seus objetivos – uma foto, um recorte de jornal ou uma colagem de suas metas.
- De seu lado esquerdo, coloque um objeto que represente o aspecto espiritual da vida. Uma estatueta, uma foto emoldurada ou uma pedra bonita.
- Não sobrecarregue sua mesa com fotos da família – elas o distraem. Mas uma ou duas delas podem ser colocadas no canto direito superior.

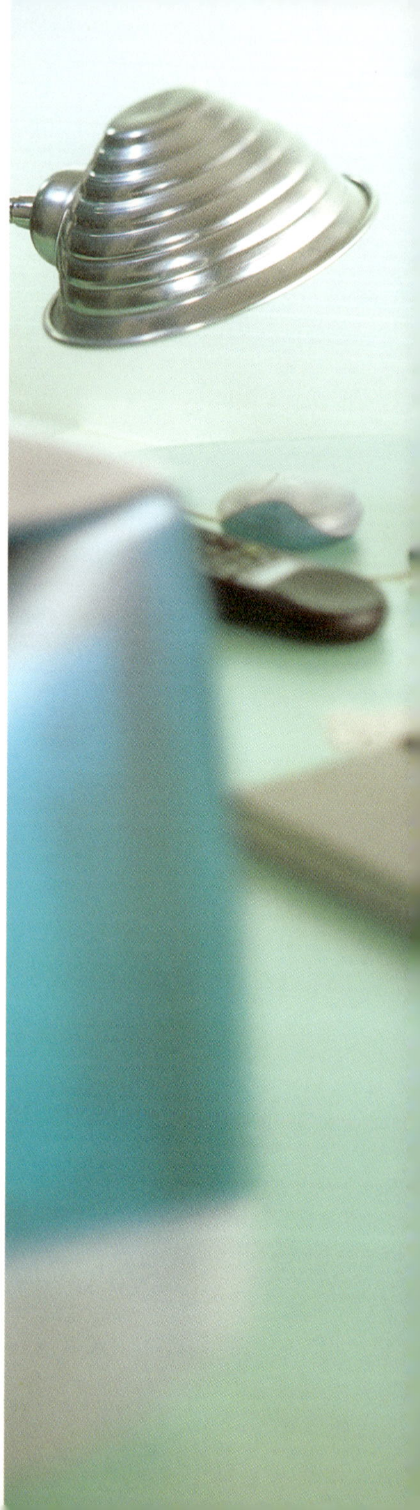

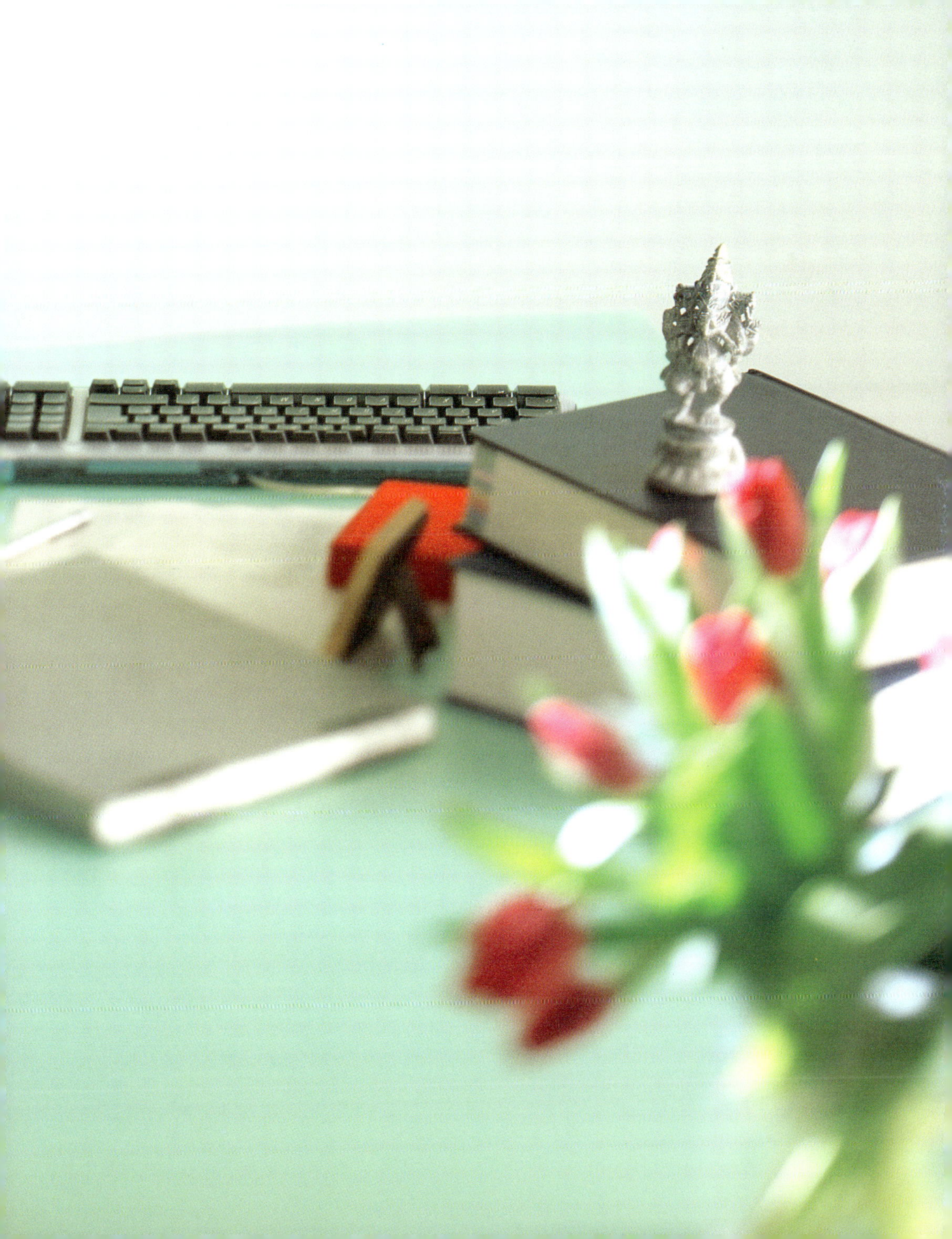

Sendo reconhecido

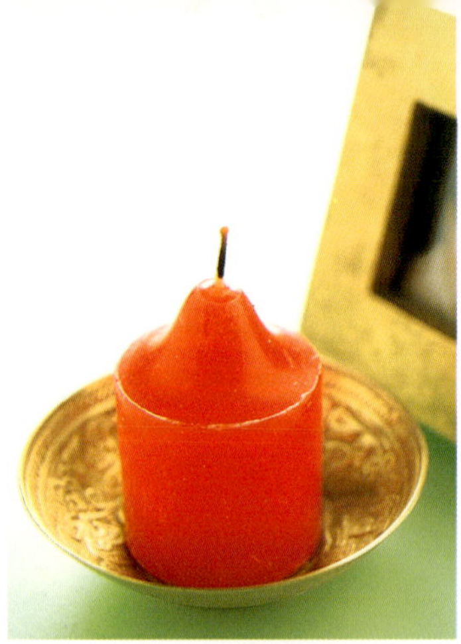

Você deseja ter um relacionamento melhor com seu chefe ou um aumento de salário? A arte do Feng Shui pode melhorar suas oportunidades. Na página anterior, vimos como é o modelo básico de uma boa mesa. Para problemas mais específicos, use as sugestões a seguir.

PARA AUMENTO DE SALÁRIO

Para melhorar suas chances de aumento de salário, você deve cuidar da área "monetária" de sua mesa – o canto esquerdo superior. Use quantos dos objetos a seguir desejar, desde que caibam harmoniosamente nesse canto da mesa.

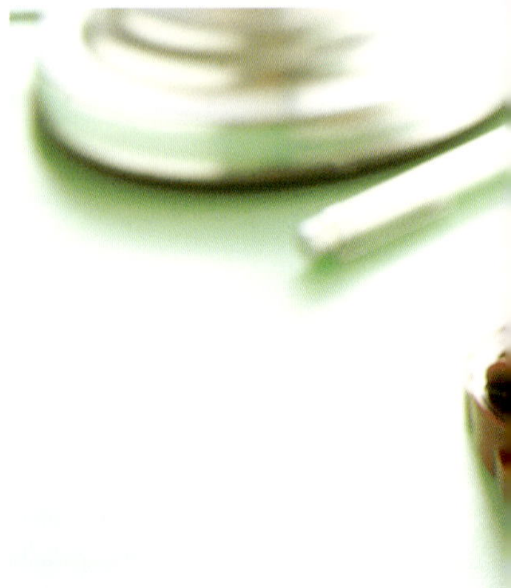

- Coloque uma luminária.
- Use um vaso com flores – é ideal que você o enfeite com quatro flores vermelhas ou púrpuras, associadas à riqueza na tradição chinesa.
- Adicione um peso de papel feito de cristal ou uma caixa vermelha ou púrpura para clipes ou moedas. Os cristais são considerados um impulso para sua energia vital, o *chi*.
- Coloque seu pagamento nesse canto, talvez sob um belo peso de papel. Junte a ele suas faturas, antes de enviá-las.
- Se possível, monte um aquário com três peixes dourados nesse canto da mesa. Como alternativa, coloque três moedas chinesas amarradas por uma fita vermelha.

PARA IMPULSIONAR A CRIATIVIDADE

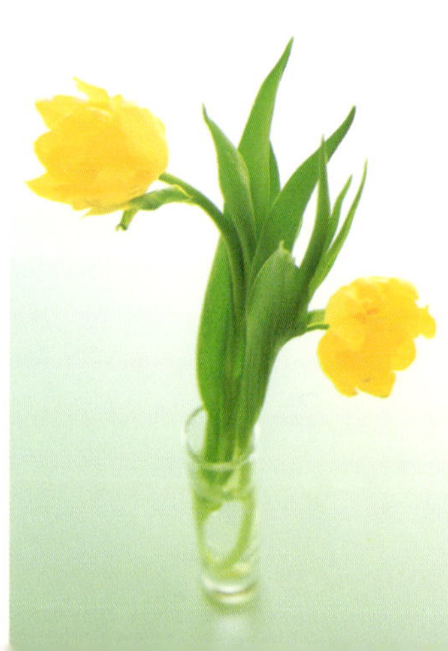

Para encorajar a criatividade e as idéias novas, use quantos dos objetos a seguir desejar.

- Tenha uma mesa redonda ou com cantos arredondados.
- Um peso de papel feito de cristal pode fortalecer sua intuição. Ele deve ficar centralizado na borda na mesa oposta a seu corpo.
- Mantenha sempre algumas flores frescas e coloridas sobre a mesa. Compre acessórios de cores fortes e estimulantes.

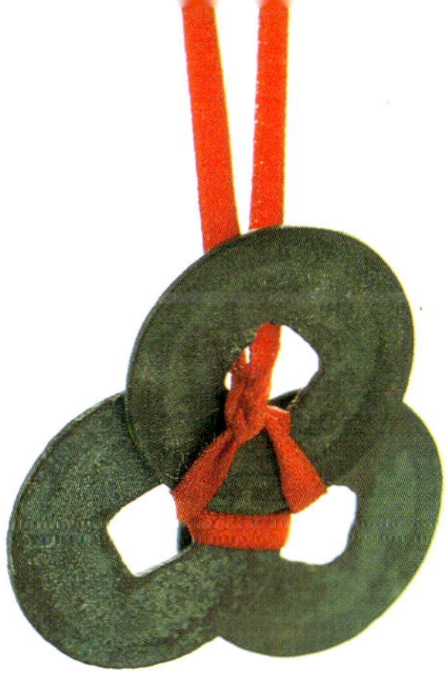

■ Coloque uma fonte pequena perto da entrada do escritório ou ao lado da mesa. Para aumentar as oportunidades, coloque um sapo de três patas – um personagem chinês que tem fama de trazer oportunidades, sorte, dinheiro e sucesso – no canto direito da mesa.
■ Na borda da mesa oposta ao corpo, coloque um objeto que estimule a criatividade – ou o lembre de seus objetivos.

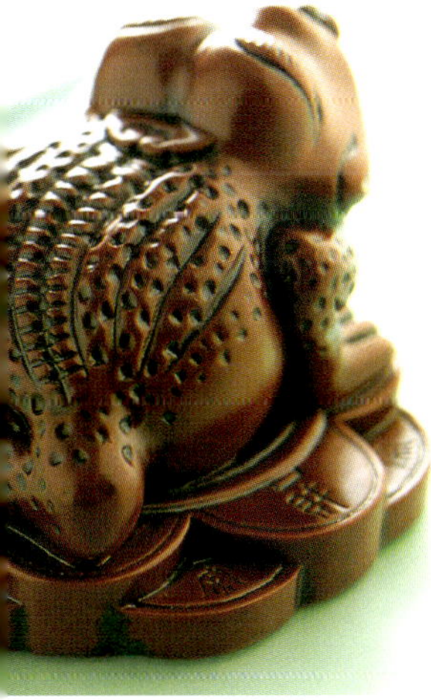

PARA TORNAR-SE FAMOSO

A borda da mesa oposta a seu corpo é a área que corresponde à "fama". Se é seu computador que ocupa esse espaço, coloque os acessórios e objetos a seguir sobre ele (ou ao seu redor) ou na parede que fica atrás.
■ Escolha um objeto vermelho ou coloque um prêmio ou um diploma na parede, para lembrar-se de suas conquistas.
■ Uma vela ou um cristal aumentam sua probabilidade de ser descoberto e reconhecido.
■ Instale uma luminária vermelha, roxa ou amarela na mesa, para impulsionar sua fama. Adicione outros objetos de escritório – organizadores, velas, fotos emolduradas, suporte de mouse – também nessas cores. Os tons fortes estimulam a atividade mental e concentram a atenção.

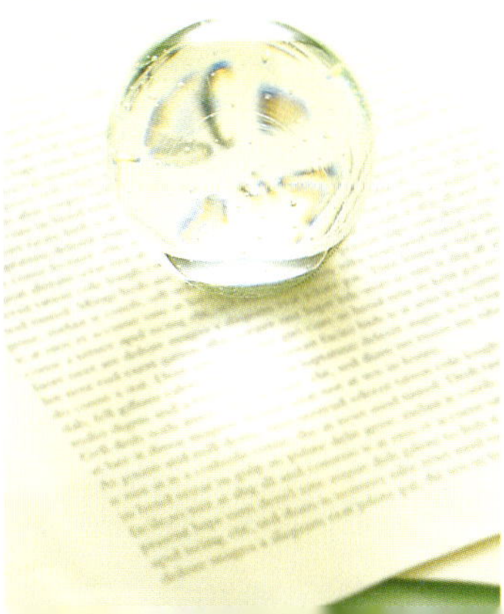

PARA MELHORAR OS RELACIONAMENTOS COM AS PESSOAS

O canto superior direito orienta os relacionamentos.
■ Use o amarelo ou objetos em par nessa parte da mesa – talvez duas flores amarelas em um vaso.
■ Coloque aqui a foto de sua equipe. Adicione uma vela na frente da foto, para energizar.
■ Mude sua luminária para esse canto se quiser melhorar a energia de seus relacionamentos.

Combata a síndrome do escritório

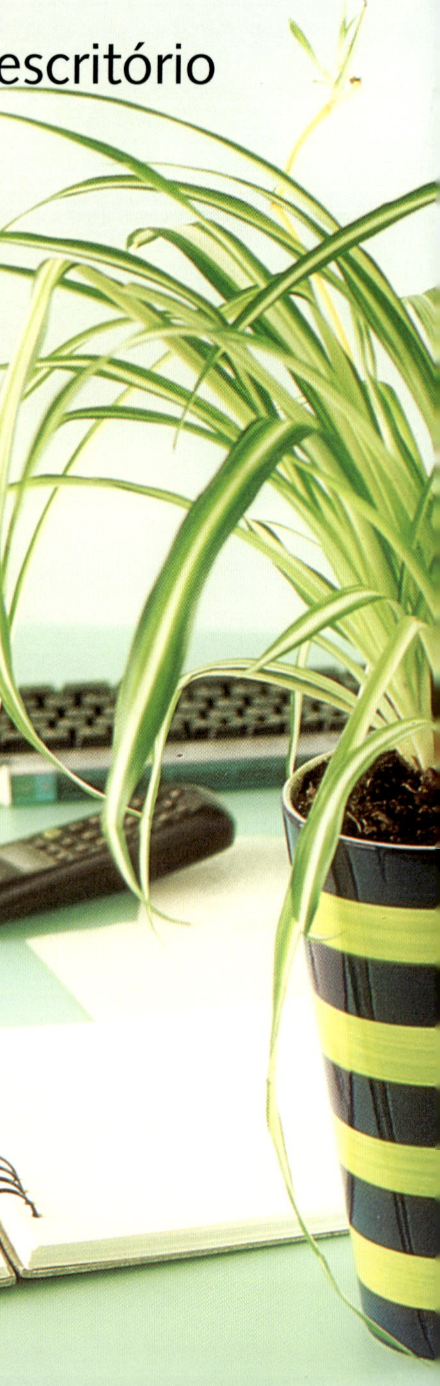

Os escritórios não são locais particularmente saudáveis. Alguns podem até ser classificados como "doentes" – fazendo com que a energia dos profissionais sempre esteja baixa. Muitos dos materiais usados nos escritórios modernos (tinta, carpete e móveis) emitem substâncias tóxicas. Se você for sensível a elas, poderá até ficar doente. Experimente as estratégias a seguir para minimizar o risco.

PROTEJA SEU AMBIENTE

- Tente trabalhar sob iluminação natural – coloque a mesa perto da janela ou use lâmpadas adequadas. Evite a luz fluorescente sempre que possível.
- Mantenha o escritório bem ventilado – uma janela aberta ajuda a eliminar as substâncias tóxicas. Se o clima for inclemente, abra as janelas durante pelo menos cinco minutos, antes de começar a trabalhar e depois do almoço.
- O equipamento elétrico é cercado por campos eletromagnéticos, associados a pressão alta, insônia, ansiedade e mal-estar em geral. Por isso, é melhor que você os desligue quando não for usá-los. Coloque algumas plantas (veja no quadro) perto do computador, da impressora, do fax etc.
- Use o aquecedor e o ar-condicionado o mínimo possível. Se estiver frio, vista outro casaco; no calor, instale ventiladores para o ar fresco circular.
- Verifique se o aquecedor e o ar-condicionado estão em boas condições – a manutenção desses aparelhos deve ser feita regularmente.
- Seu ambiente de trabalho deve ser livre de fumaça de cigarro – reserve locais separados para os fumantes.
- Instale ionizadores para melhorar a qualidade do ar. Os aquários ajudam a equilibrar a umidade do ambiente.

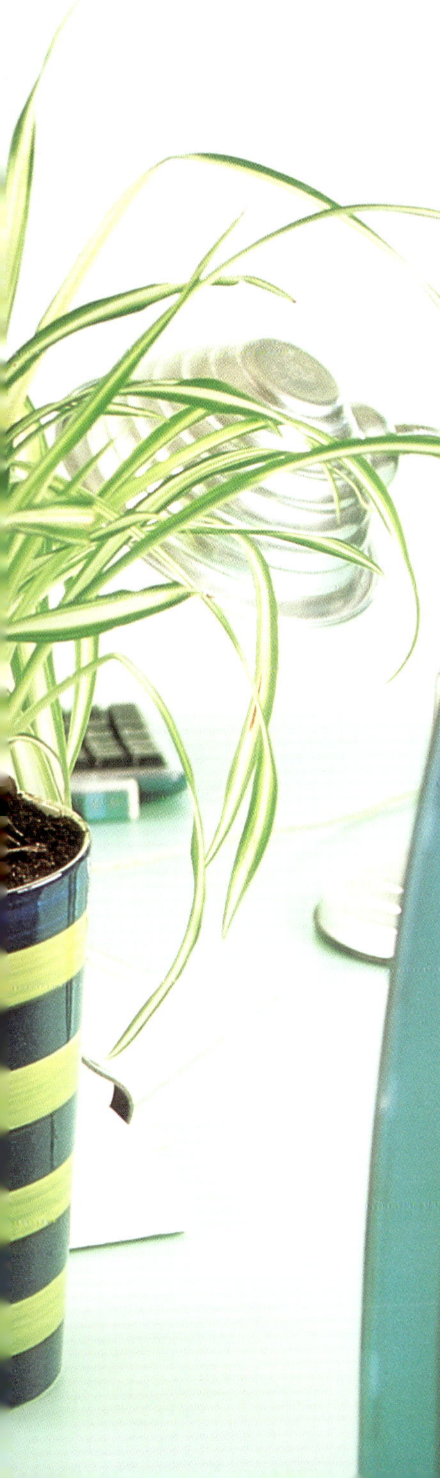

- Se você planeja redecorar o escritório, use tintas e solventes atóxicos. Escolha tecidos, assoalhos e móveis que não tenham sido tratados com agentes químicos.
- Instrua os faxineiros a usarem produtos de limpeza atóxicos e biodegradáveis.

O PODER DAS PLANTAS

Além de enfeitarem o escritório, existem algumas plantas que ajudam a aumentar seu nível de energia e melhoram sua saúde. Pesquisas mostram que algumas espécies de plantas podem remover do ar poluentes como o formaldeído, o benzeno e o tricloretileno. Esses agentes químicos podem ser gerados pelos carpetes, móveis de MDF e fibras plásticas, tecidos protegidos contra manchas e tintas.

AS SUPER PLANTAS

Cultive em seu escritório estas plantas, que ajudam a melhorar sua vida:

★ *Jararaca dourada (*Epipremnum aureum*)*
★ *Spider plant (*Chlorophytum comosum "*Vittatum*"*)*
★ *Filodendro com folhas de coração (*Philodendron scandens*)*
★ *Cactos (*Cereus peruvianus*)*
★ *Língua-de-sogra (*Sansevieria trifasciata*)*
★ *Lírio-da-paz (*Spathiphyllum wallisii*)*
★ *Pé-de-perdiz (*Syngonium podophyllum*)*

Alivie a dor nas costas e no pescoço

A postura que você tem ao sentar-se repercute em sua saúde geral. Se ela for inadequada, pode acabar provocando dor crônica nas costas e no pescoço. Além de sua saúde ser comprometida, sua mente não estará tão clara e concentrada como se você estivesse sentado na posição correta. A boa postura também pode prevenir a ansiedade e a depressão – portanto, não custa nada gastar cinco minutos para verificá-la.

COMO SENTAR

1 *Não jogue o corpo sobre a cadeira – dessa forma, você força o pescoço, o que pode resultar em problemas nessa região e também nas costas, ou até em dor de cabeça e enxaqueca. Flexione os quadris e joelhos de forma que o corpo desça de uma maneira equilibrada, até encostar na cadeira.*
2 *Equilibre a distribuição do peso. Os pés devem ficar firmemente plantados no chão. O peso deve ser dividido igualmente entre a ponta dos pés e o calcanhar.*
3 *Relaxe os tornozelos e os*

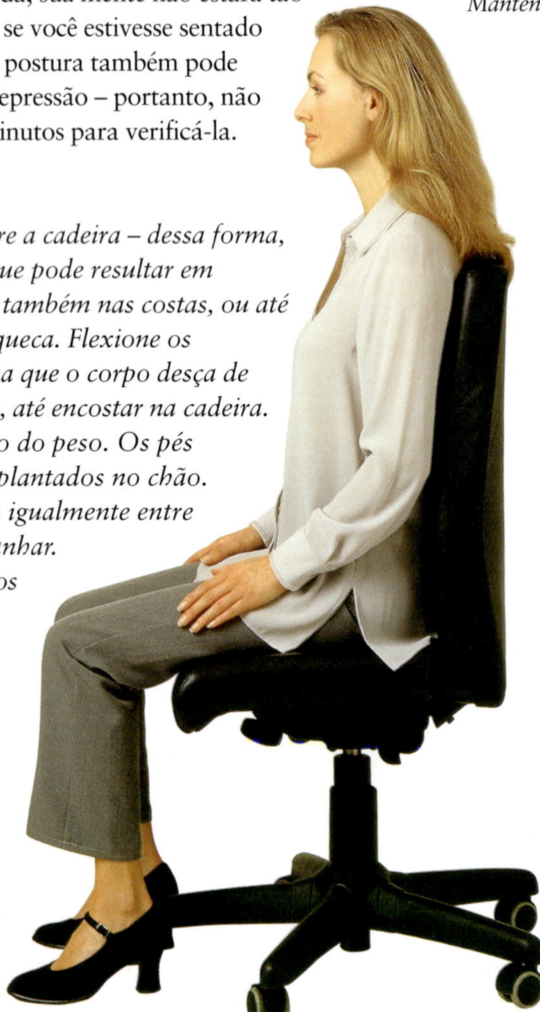

Mantenha a cabeça ereta.

Mantenha as costas retas, não fique curvado e incline-se para a frente apenas utilizando a cintura.

Verifique se seus quadris estão ligeiramente mais altos do que os joelhos.

Forme um ângulo reto com a canela e o chão.

Apóie os pés firmemente no chão.

joelhos. Imagine sua coluna se alongando. Verifique se você está distribuindo o peso igualmente entre as nádegas – e se não está inclinando o tronco para um dos lados.

4 *A cadeira é alta o suficiente para você? Se não, sente-se sobre a lista telefônica. Se você se curvar sobre a mesa, afetará a respiração e todos os órgãos internos. É muito melhor se inclinar para a frente a partir da articulação do quadril, de forma que você alongue o corpo todo.*

UMA POSTURA MELHOR

★ *Ajuste sua postura freqüentemente quando estiver trabalhando. Mude de posição ou, melhor ainda, levante-se e caminhe um pouco. Ajuste o despertador para cada 15 minutos, para não se esquecer de fazer essa pausa.*

★ *Usar a carteira no bolso de trás da calça faz você se sentar de maneira desigual, com uma das nádegas mais afastada da cadeira do que a outra. Isso faz com que você "torça" a coluna, causando a dor nas costas.*

DIGITAÇÃO

Muitas pessoas passam o dia inteiro digitando e olhando para a tela do computador. Aqui, damos algumas dicas de como digitar sem prejudicar nenhuma parte do corpo.

1 *Sente-se com as costas eretas.*

2 *Relaxe os braços nas laterais do corpo, com os dedos apontando para o chão. Expire.*

3 *Flexione os braços no cotovelo e coloque-os sobre a mesa, formando um ângulo reto em cada um dos braços; os cotovelos devem ficar um pouco acima da altura da mesa.*

4 *Flexione os punhos e coloque as mãos suavemente sobre o teclado. Comece a digitar.*

5 *Verifique se seu pescoço está relaxado e se você está respirando lenta e confortavelmente. Principalmente, verifique se os punhos estão relaxados.*

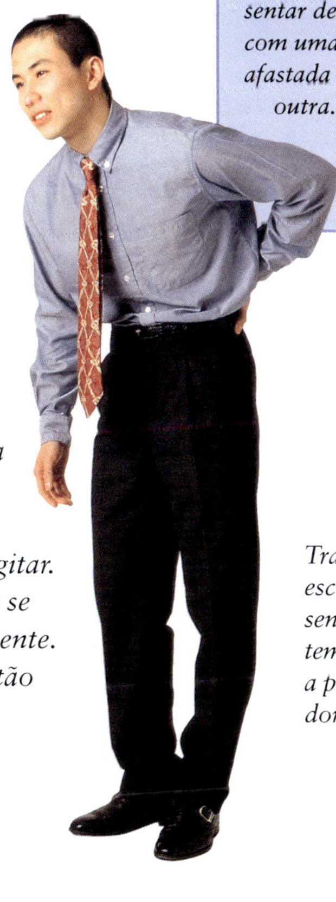

Trabalhar em um escritório envolve ficar sentado durante muito tempo; por isso, corrija a postura e elimine a dor nas costas.

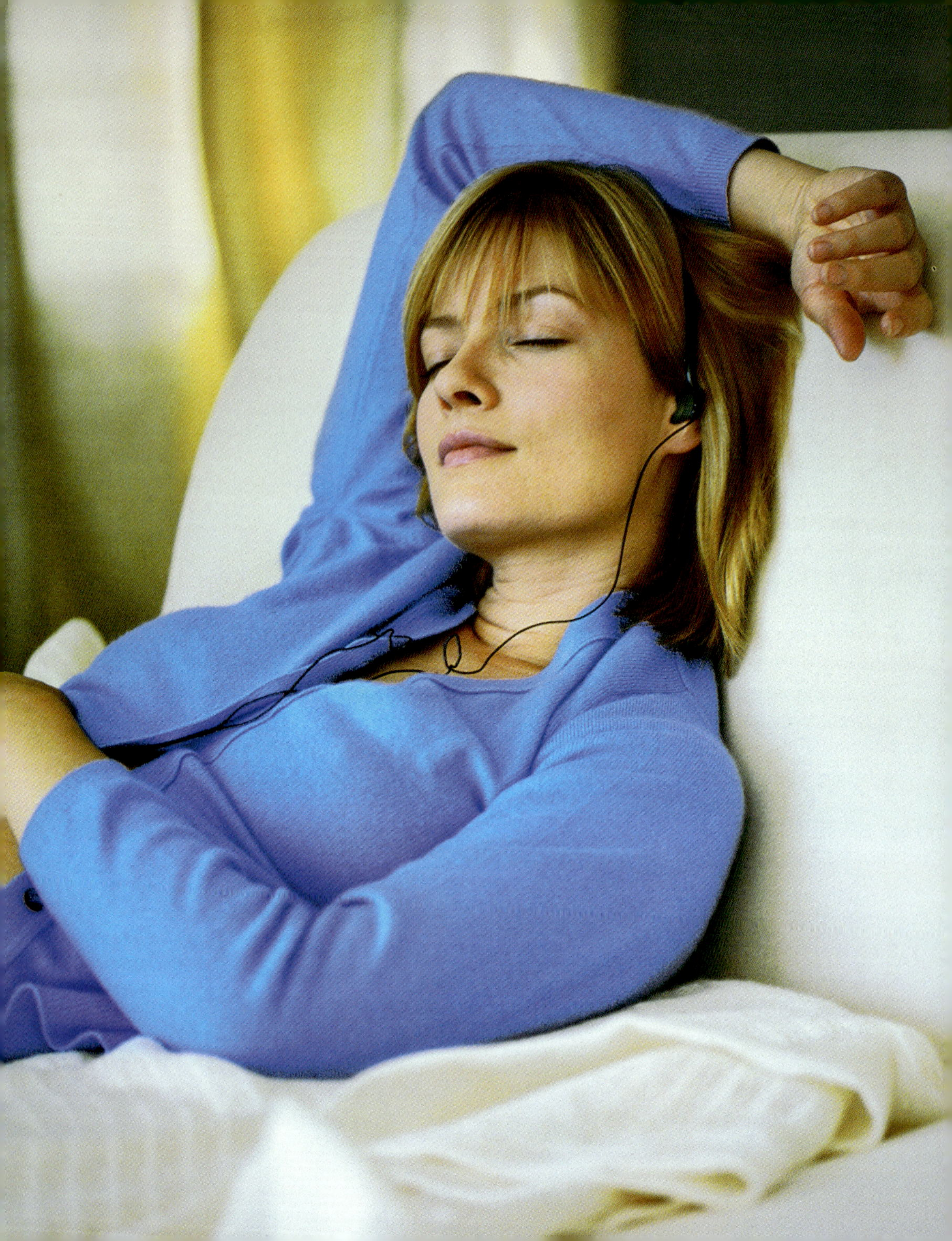

CAPÍTULO CINCO

Alívio do estresse físico e mental

É fácil ficar cansado e tenso quando se trabalha em escritório. Muitas pessoas passam o dia inteiro olhando para a tela do computador ou ficam presas atrás de uma mesa durante horas. Não é surpresa nos sentirmos cansados e bocejantes antes mesmo da metade da manhã.

Se você quiser tirar o máximo proveito de sua mente, não pode deixar de alongar o corpo. A ioga é o melhor caminho – você irá melhorar a concentração de uma maneira surpreendente, ao mesmo tempo que permanecerá relaxado e calmo.

Além disso, existe o esforço mental de ter que se preocupar com o trabalho. Cada dia oferece um novo desafio – uma reunião difícil ou um colega com o qual você não se dá muito bem. As pessoas às vezes estão mal-humoradas e não se dispõem a ajudar. Use a força do Feng Shui e da PNL para conseguir lidar com essas situações de forma mais eficaz. Essas técnicas simples irão ensiná-lo a lidar com pessoas desagradáveis, difíceis ou mal-humoradas.

É claro que você irá se deparar com resistências, decepções, recusas e rejeições. Às vezes, parece que está batendo contra uma parede e não há muito o que fazer. Nesses casos, é fácil perder a esperança e ceder à depressão, mas não há necessidade disso. Este capítulo irá lhe ensinar as últimas técnicas desenvolvidas para manter sua energia interna alta e concentrada. Você pode combater a timidez e eliminar a tristeza; ou então, impulsionar sua confiança e superar as decepções, de forma que esteja pronto para enfrentar o novo desafio de uma forma mais positiva.

Por isso, respire fundo, relaxe e arme-se contra seu problema.

Concentre-se

Você precisa estar absolutamente centrado durante o dia todo: alerta, ainda que relaxado, concentrado e calmo. Essa seqüência simples de shiatsu pode ajudá-lo a contornar todos os problemas, mantendo a concentração e passando melhor o dia.

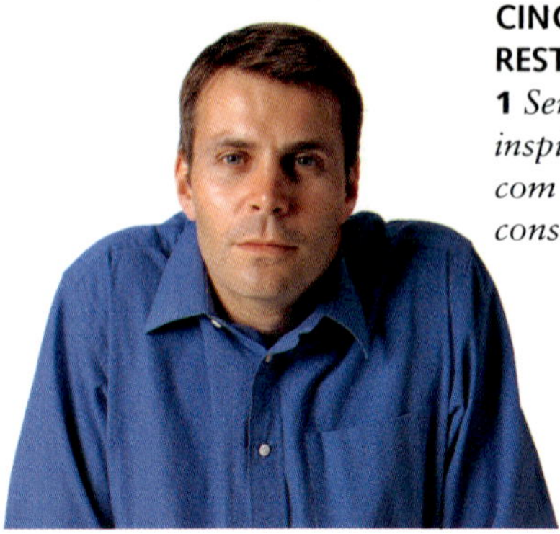

CINCO MINUTOS PARA RESTAURAR A ENERGIA

1 *Sentado em sua cadeira, inspire e encolha os ombros com o máximo de força que conseguir.*

2 *Incline a cabeça para trás, deixando-a pender com o peso. Expire e elimine dos pensamentos todo o estresse e o cansaço. Solte os ombros, como se eles estivessem carregando pesos. Perceba a sensação de calor na nuca e nos ombros.*

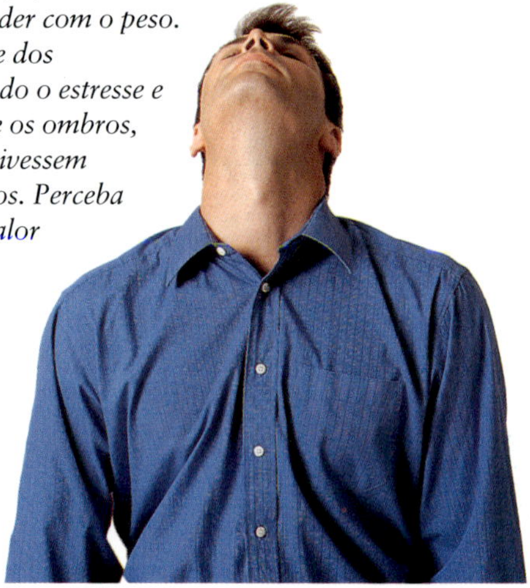

3 *Olhe para cima e estique os braços, como se estivesse tentando alcançar o céu, primeiro com uma das mãos e depois com a outra.*

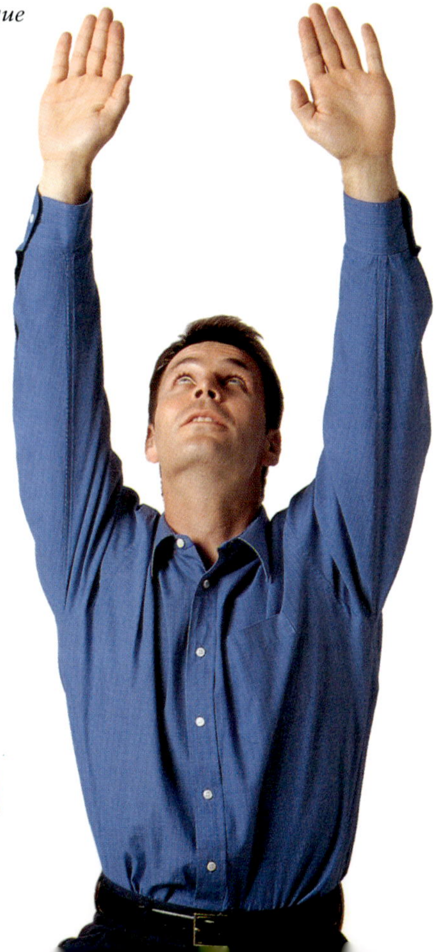

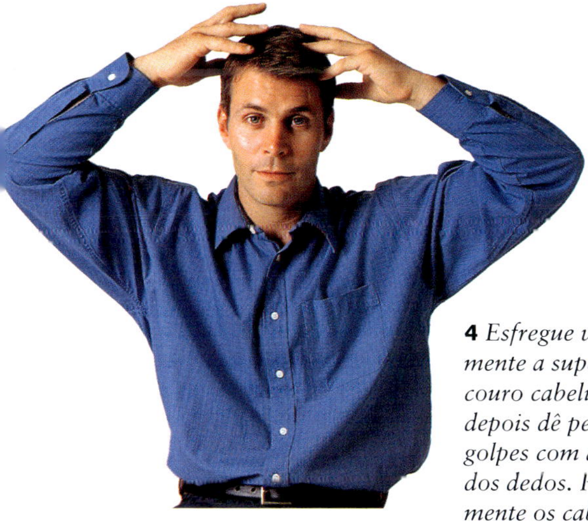

4 *Esfregue vigorosamente a superfície do couro cabeludo e depois dê pequenos golpes com as pontas dos dedos. Puxe suavemente os cabelos e depois agite as mãos.*

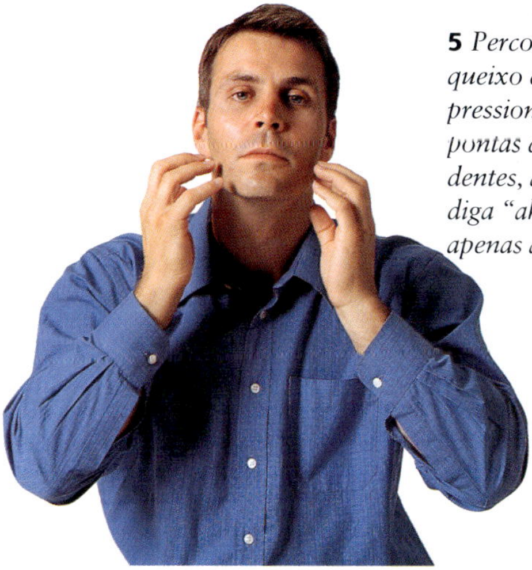

5 *Percorra toda a linha do queixo com os dedos. Depois, pressione a mandíbula com as pontas dos dedos. Cerre os dentes, abra bem a boca e diga "ahhh" (ou então apenas abra a boca).*

AROMATERAPIA

Alguns óleos liberam a tensão e mantêm a mente aberta e concentrada. Coloque 2 gotas de óleo em um tecido e inspire calmamente. Se você puder usar um queimador ou difusor, melhor ainda. Experimente estes:

★ ***Camomila:*** *se você for* workaholic *ou perfeccionista.*
★ ***Bergamota:*** *se você precisar restaurar o senso de humor; perfeito para a sensação de "segunda-feira de manhã".*
★ ***Laranja:*** *para animar.*
★ ***Lavanda:*** *se precisar enfrentar uma situação difícil. Evite-o no início da gravidez.*
★ ***Melissa:*** *se estiver em pânico. Evite-o na gravidez.*
★ ***Olíbano:*** *se estiver sob tensão.*

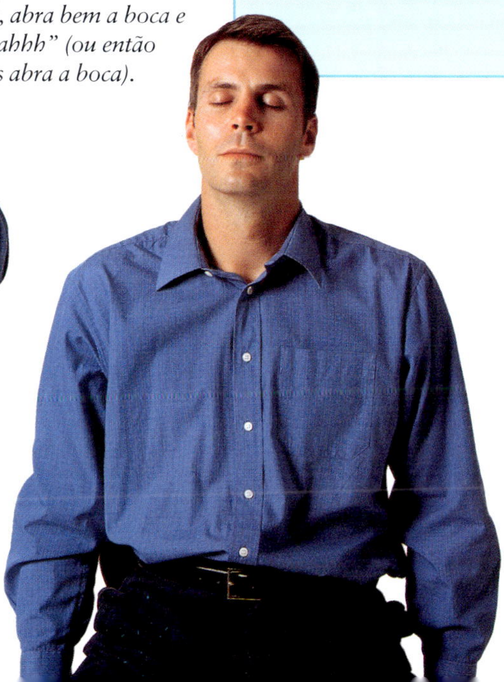

6 *Feche os olhos e respire profundamente durante alguns minutos.*

Elimine o cansaço dos olhos

Os olhos tornam-se cansados e estressados facilmente – principalmente com ar-condicionado ou aquecimento central. Exercícios de acupressão podem ajudá-lo a eliminar o cansaço ou aliviam a dor de cabeça ou tensão.

1 *Coloque as mãos em concha sobre os olhos por alguns minutos. A pressão deve ser suave e firme, de forma que, mesmo com os olhos abertos, não entre nenhuma luz.*

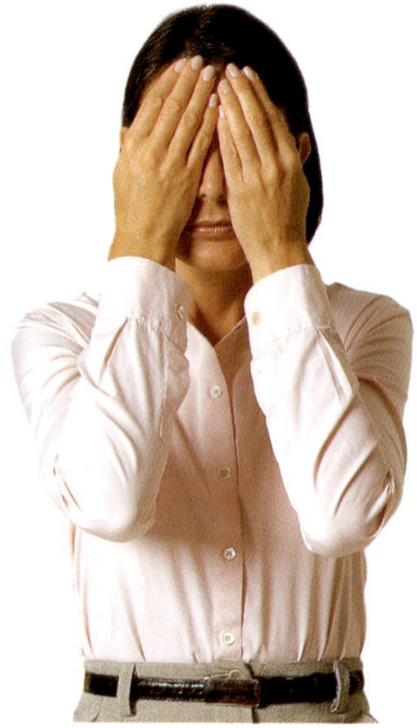

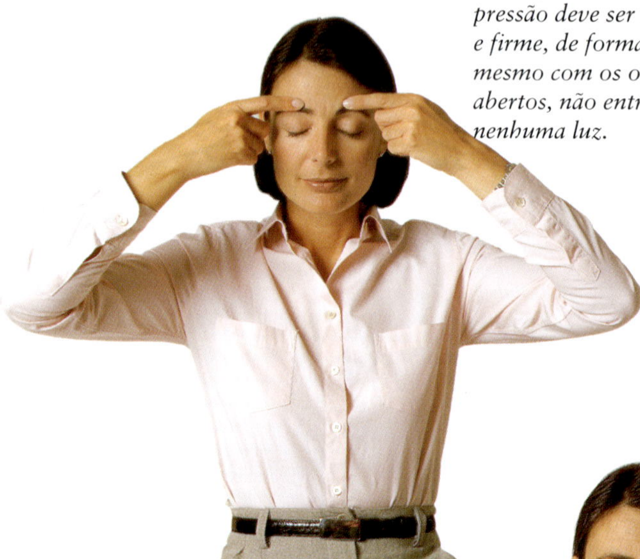

2 *Use o dedo indicador para pressionar um ponto exatamente acima da porção central de sua sobrancelha (na linha da pupila, como se você estivesse olhando à frente). Mantenha essa pressão leve durante 30 segundos.*

3 *Agora, deslize os dedos para as laterais do nariz, na parte côncava acima do duto lacrimal. Novamente, mantenha a posição por 30 segundos, com uma pressão estável.*

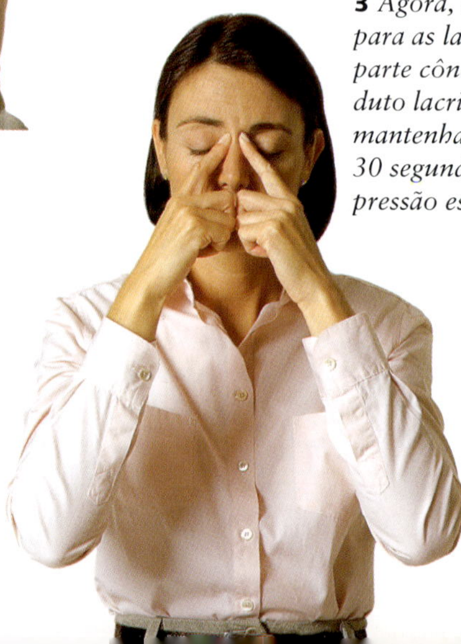

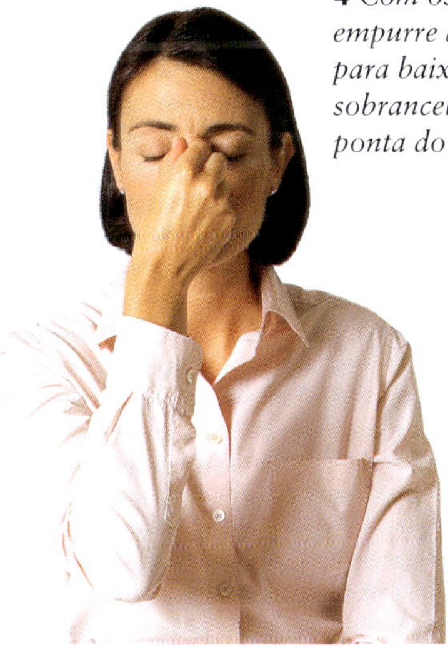

4 *Com os dedos e o polegar, empurre as laterais do nariz para baixo – desde as sobrancelhas, no sentido da ponta do nariz.*

5 *Agora, coloque o dedo indicador abaixo das maçãs do rosto, empurre-as para cima (em um ponto localizado mais ou menos na metade da bochecha) e mantenha a posição por 30 segundos.*

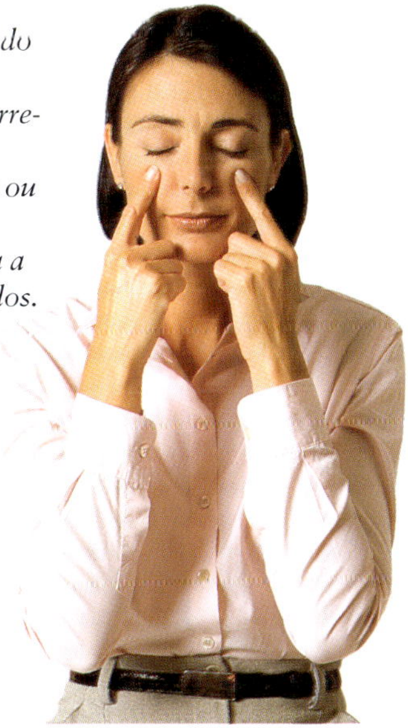

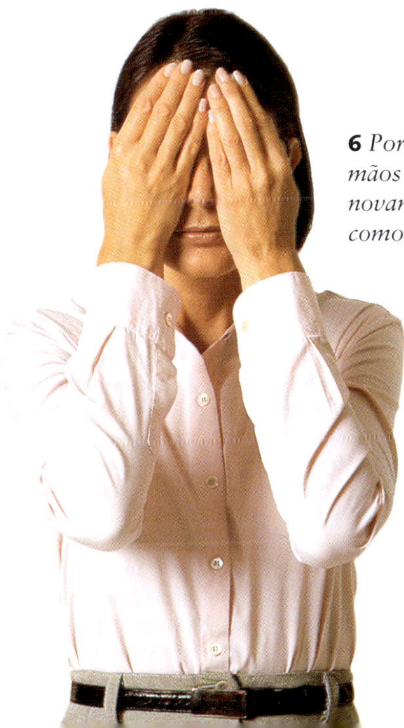

6 *Por fim, coloque as mãos em concha novamente sobre os olhos, como no primeiro passo.*

FOCALIZE OS OLHOS EM UM PONTO DISTANTE

Olhar para a tela do computador ou ler letras pequenas cansa os olhos, pois você os focaliza numa distância curta: por alguns momentos, sempre que puder, olhe para o horizonte, ou então olhe para o lado oposto do escritório.

Revigoração instantânea

Você está tentando trabalhar, mas a concentração é quase impossível. Esses exercícios simples de ioga eliminam totalmente a sonolência – eles enviam ondas de energia pelo seu corpo.

CUIDADO

Se você tiver problemas nas costas, consulte um médico ou um professor de ioga antes de fazer esses exercícios.

POSTURAS BÁSICAS DE REVIGORAÇÃO

Essas duas posturas podem ser executadas em qualquer lugar. Se você puder tirar os sapatos, será melhor; se não, ainda assim elas serão eficazes.

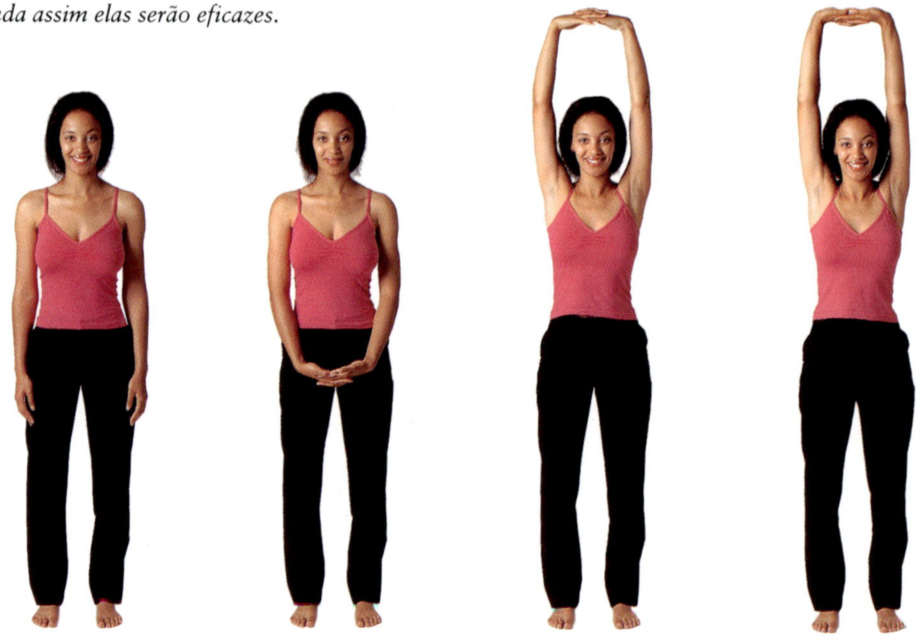

Alongamento

1 *Fique em pé em uma posição relaxada, os pés alinhados com os ombros, os braços soltos ao longo do corpo. Feche os olhos, se quiser.*

2 *Entrelace as mãos na frente do corpo e depois erga os braços lentamente, sobre a cabeça.*

3 *Quando você alongar o corpo totalmente, vire as palmas das mãos para cima. Verifique se os ombros estão relaxados. Mantenha a postura.*

4 *Alongue enquanto estiver se sentindo confortável e respire profundamente pelo nariz várias vezes. Lentamente, traga as mãos de volta para a posição inicial.*

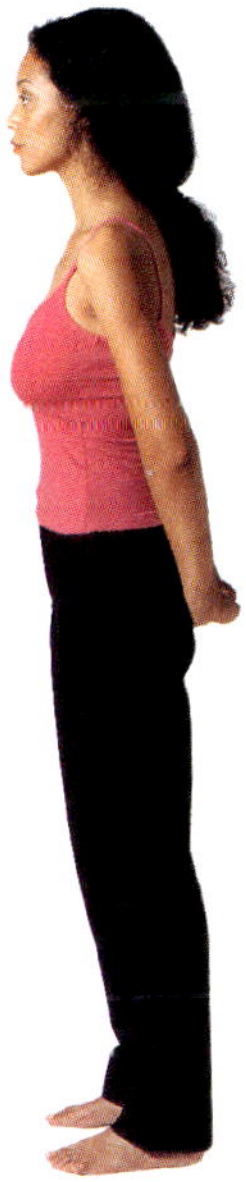

Inclinação do tronco

1 *Fique em pé com os pés alinhados com os ombros, joelhos relaxados, dedos dos pés virados para a frente e olhos abertos, para manter o equilíbrio.*

2 *Entrelace as mãos atrás das costas, com as palmas viradas para o chão.*

EXERCÍCIO AVANÇADO

Você precisará tirar os sapatos para o exercício da inclinação do tronco; por isso, se você trabalha em uma empresa muito convencional, precisará encontrar um local silencioso e escondido! Esse exercício alonga a coluna e envia ondas de energia para todas as partes do corpo. Se tiver problemas nas costas, consulte um médico ou um professor de ioga.

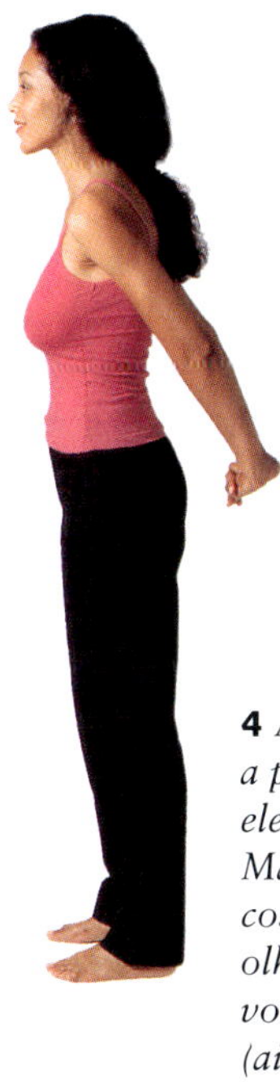

3 *Lentamente, erga os braços atrás das costas, até o ponto que conseguir.*

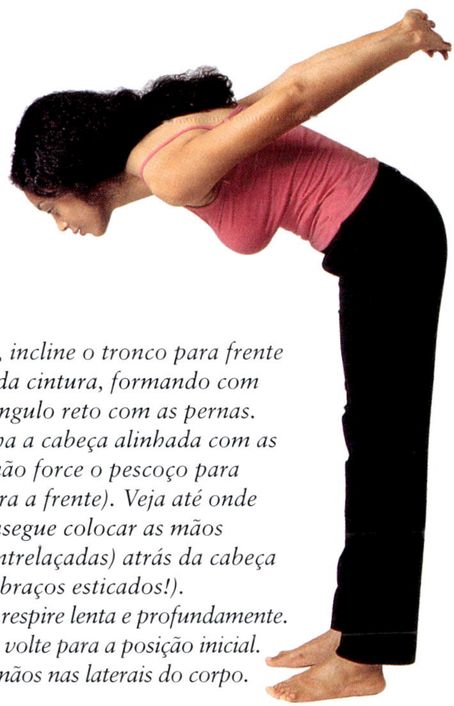

4 *Agora, incline o tronco para frente a partir da cintura, formando com ele um ângulo reto com as pernas. Mantenha a cabeça alinhada com as costas (não force o pescoço para olhar para a frente). Veja até onde você consegue colocar as mãos (ainda entrelaçadas) atrás da cabeça (com os braços esticados!).*

Agora respire lenta e profundamente. Devagar, volte para a posição inicial. Solte as mãos nas laterais do corpo.

Você consegue

O segredo do sucesso no trabalho (e em todas as outras situações) é a autoconfiança. Se você acredita em si mesmo, poderá conseguir quase tudo. Às vezes, porém, é mais fácil falar do que fazer. Quando se sentir oprimido ou nervoso, faça esses exercícios para impulsionar a confiança.

POSTURA DO PODER

Sua postura pode ter um efeito imediato e poderoso sobre seu humor. Se você parecer confiante, se tornará cada vez mais confiante.

1 *Fique em pé ou sente-se com o corpo ereto. Imagine que o topo de sua cabeça está ligado ao teto por um pedaço de corda.*

2 *Relaxe os ombros. Mentalmente, verifique todas as partes de seu corpo e veja se você não está acumulando tensão nos locais clássicos – face, queixo, pescoço, ombros, nádegas, coxas, mãos.*

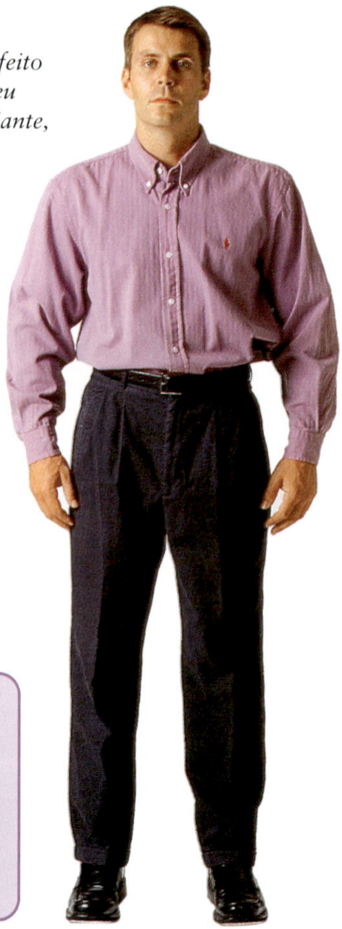

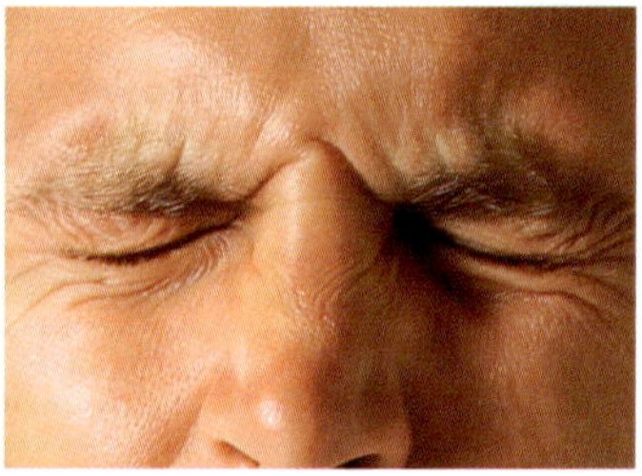

3 *Pisque os olhos várias vezes, fazendo bastante força; ao abri-los, ensaie um olhar direto e atento.*

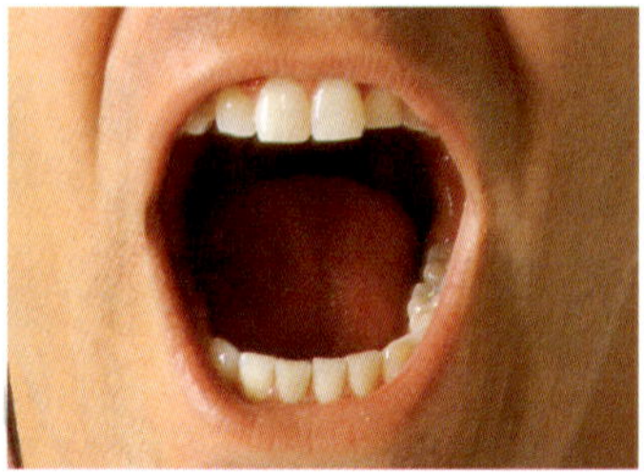

4 *Abra bem a boca para alongar a mandíbula. Dê um sorriso exagerado. Repita silenciosamente uma afirmação positiva, como: "Estou cheio de autoconfiança; tudo funciona bem para mim" ou "Agora, escolho ter sucesso em tudo o que faço".*

CUIDADO

Não mantenha *essa postura por muito tempo se tiver pressão alta, doenças cardíacas ou se estiver grávida ou menstruada.*

ALTO COMO UMA MONTANHA

A postura da montanha foi adaptada do chi kung. Ela é muito simples, mas causa um efeito poderoso sobre o humor. Revigora o corpo e a mente, ao mesmo tempo em que faz você se sentir alerta e poderoso. Encontre um local silencioso para executá-la – ou então finja que está se espreguiçando!

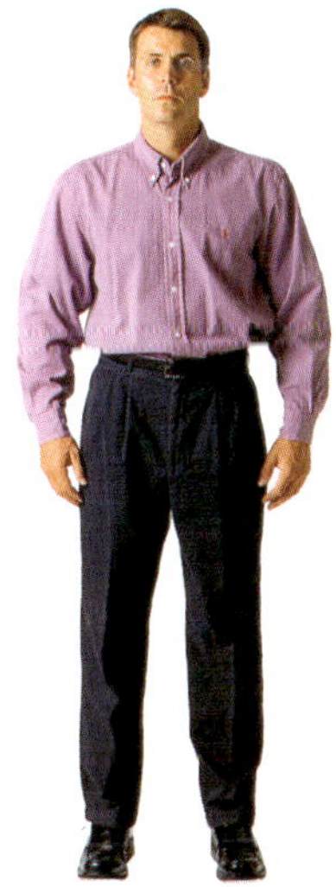

1 *Fique em pé na posição básica do chi kung (p.16). Junte bem os dedos da mão e aponte na direção do chão.*

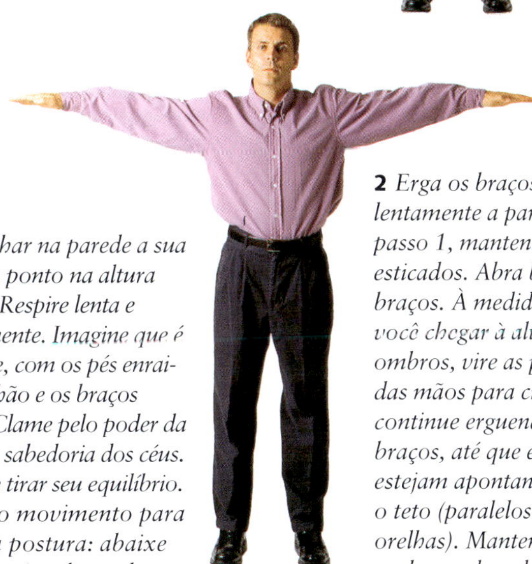

2 *Erga os braços lentamente a partir do passo 1, mantendo-os esticados. Abra bem os braços. À medida que você chegar à altura dos ombros, vire as palmas das mãos para cima e continue erguendo os braços, até que eles estejam apontando para o teto (paralelos às orelhas). Mantenha os ombros relaxados.*

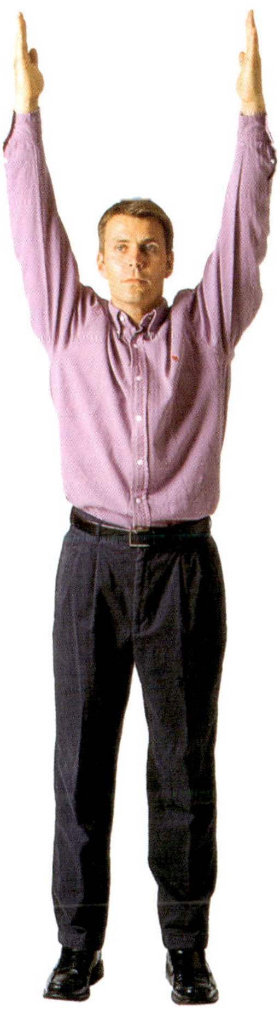

3 *Fixe o olhar na parede a sua frente num ponto na altura dos olhos. Respire lenta e profundamente. Imagine que é uma árvore, com os pés enraizados no chão e os braços esticados. Clame pelo poder da terra e pela sabedoria dos céus. Nada pode tirar seu equilíbrio.*
4 *Inverta o movimento para terminar a postura: abaixe os braços até a altura dos ombros; vire as palmas das mãos para baixo; relaxe os braços ao longo do corpo. Fique em pé por alguns minutos. Sinta a energia fluindo pelo seu corpo.*

Combata a timidez

A timidez pode ser um pesadelo – principalmente no ambiente de trabalho. Antes de mais nada, lembre-se de que todo mundo é tímido às vezes – você não está sozinho. Depois, experimente essa técnica da programação neurolingüística em casa: ela mergulha no subconsciente para descobrir a resposta ao problema de timidez.

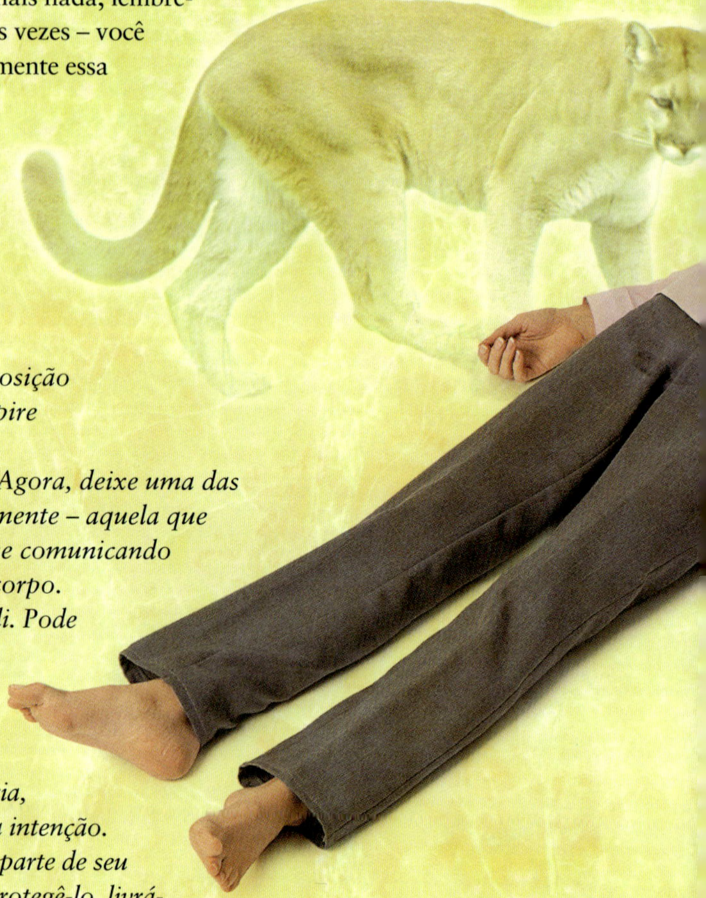

NEGOCIE COM SEU CORPO

1 *Sente-se ou deite-se em uma posição confortável. Feche os olhos, respire profundamente e relaxe.*

2 *Preste atenção em seu corpo. Agora, deixe uma das partes dele tomar conta de sua mente – aquela que aparecer primeiro. Você estará se comunicando diretamente com essa parte do corpo.*

3 *Pergunte quem ou o que está ali. Pode ser uma forma geométrica, uma criatura ou uma pessoa. Você pode visualizar uma bolha escura, uma cobra, sua mãe ou uma professora de infância, por exemplo. Pergunte qual é sua intenção. Qual é o objetivo desse ser nessa parte de seu corpo? Ele pode estar tentando protegê-lo, livrá-lo de situações embaraçosas ou fazê-lo parar de se passar por tolo.*

4 *Assim que ele tenha dado sua resposta, pergunte se ele não tem nada mais a fazer. Não é melhor que ele tenha sua própria liberdade? Ouça a resposta.*

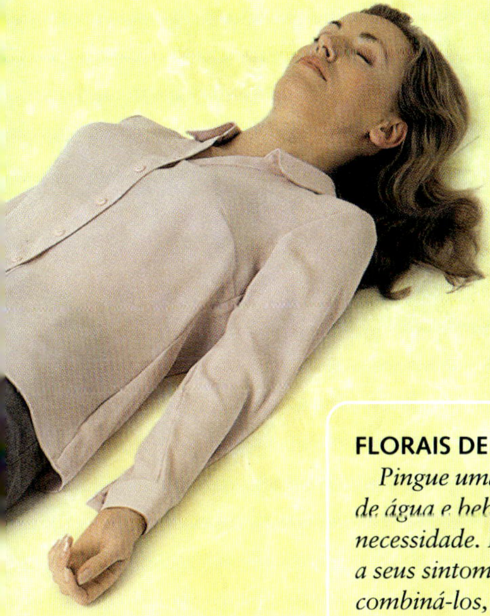

5 *Se o ser concordar, agradeça por sua permanência nesse local e libere-o. Você pode ficar observando e, enquanto ele se vai, veja que sentimentos e pensamentos antigos ele leva consigo.*

6 *Se ele se recusar a partir, talvez você ainda não esteja pronto para essa libertação. Examine esse ser atentamente e veja o que está limitando suas crenças e que atitudes antigas estão presas a ele. Talvez você esteja querendo mudar, de alguma forma construtiva. Execute esse exercício freqüentemente, até que tenha chegado ao fundo do problema e possa permitir que o que quer que esteja controlando essa parte de seu corpo vá embora e o liberte.*

FLORAIS DE BACH

Pingue uma ou duas gotas do remédio em um copo de água e beba-o durante o dia, sempre que sentir necessidade. Escolha o remédio que mais se assemelhe a seus sintomas. Lembre-se de que você pode combiná-los, mas nunca use mais de cinco juntos.

★ ***Agrimônia:*** *você parece alegre e no topo do mundo, mas no fundo está preocupado, sente medo e não tem confiança.*

★ ***Mémulo:*** *você sente muito medo e falta de coragem. As coisas cotidianas o assustam e você é muito tímido.*

★ ***Lariço:*** *você não confia em sua capacidade, tem medo do fracasso e por isso nem tenta.*

★ ***Olmo:*** *geralmente você é confiante, mas às vezes acha que tem responsabilidades demais e desanima.*

★ ***Carpino:*** *você sente que não tem forças suficientes para lidar com um novo dia ou com as tarefas que tem à mão. Você adia tudo.*

★ ***Scleranthus:*** *você é indeciso e hesitante o tempo todo.*

Pare de brigar

As brigas e discussões acontecem. Elas são naturais, mas você pode fazer com que elas deixem de ser desagradáveis e de criar tensão no escritório com essa técnica de visualização. Assim que sentir uma situação difícil se aproximando, diga "Vamos fazer uma pausa de cinco minutos e depois voltaremos a esse assunto". Use esse momento para ir a um local tranqüilo e aplicar a técnica.

■ Sente-se ou deite-se e respire calma e profundamente durante alguns minutos.

■ Anote seus motivos para a discussão. Você pode dar asas a todo seu ressentimento e sua raiva.

■ Você consegue ver o ponto de vista da outra pessoa? Se não, pegue duas cadeiras. Sente-se em uma delas e imagine a outra pessoa sentada na outra cadeira. Diga a ela exatamente porque você está tão irritado. Permita-se expressar as queixas dela. Depois, sente-se no lugar da pessoa e expresse as queixas dela. Quais são os motivos de sua raiva? Você pode trocar de cadeiras tanto quanto necessário até conseguir compreender ambos os lados da questão. Tente aceitar que sempre existem dois lados em qualquer discussão.

■ Mesmo que você ainda discorde da outra pessoa no final desse exercício, reconheça que ela tem direito de ter uma opinião. Se for seguro, queime a folha de papel na qual anotou suas queixas.

■ Visualize o amor e o perdão sendo liberados de seu *chakra* (centro de energia) cardíaco para o dela. Imagine um belíssimo raio cor-de-rosa.

■ Encontre a pessoa com a qual estava discutindo e dê um sorriso sincero. Sugira que vocês continuem a conversa tomando um drinque ou até mesmo um copo de vinho depois do trabalho. Você verá que a situação mudará totalmente.

AJUDA EXTRA

Se você não puder sair de seu escritório nem que seja por cinco minutos, experimente esses acessórios instantâneos de eliminação da tensão. O primeiro é um óleo essencial da aromaterapia e o segundo é um floral de Bach:

★ *Pingue duas gotas de óleo essencial de pinho em um tecido e inspire o aroma. O pinho ajuda a desencadear sentimentos de perdão e justiça: as duas gotas representam as duas pessoas envolvidas na discussão. Evite usar esse óleo se você sofrer de pressão alta.*

★ *Coloque duas gotas de floral de faia debaixo da língua. A faia ajuda a resolver a amargura e a raiva: ela faz com que você deixe de ser muito crítico. Se a pessoa que está discutindo com você também tomar duas gotas, será ainda melhor.*

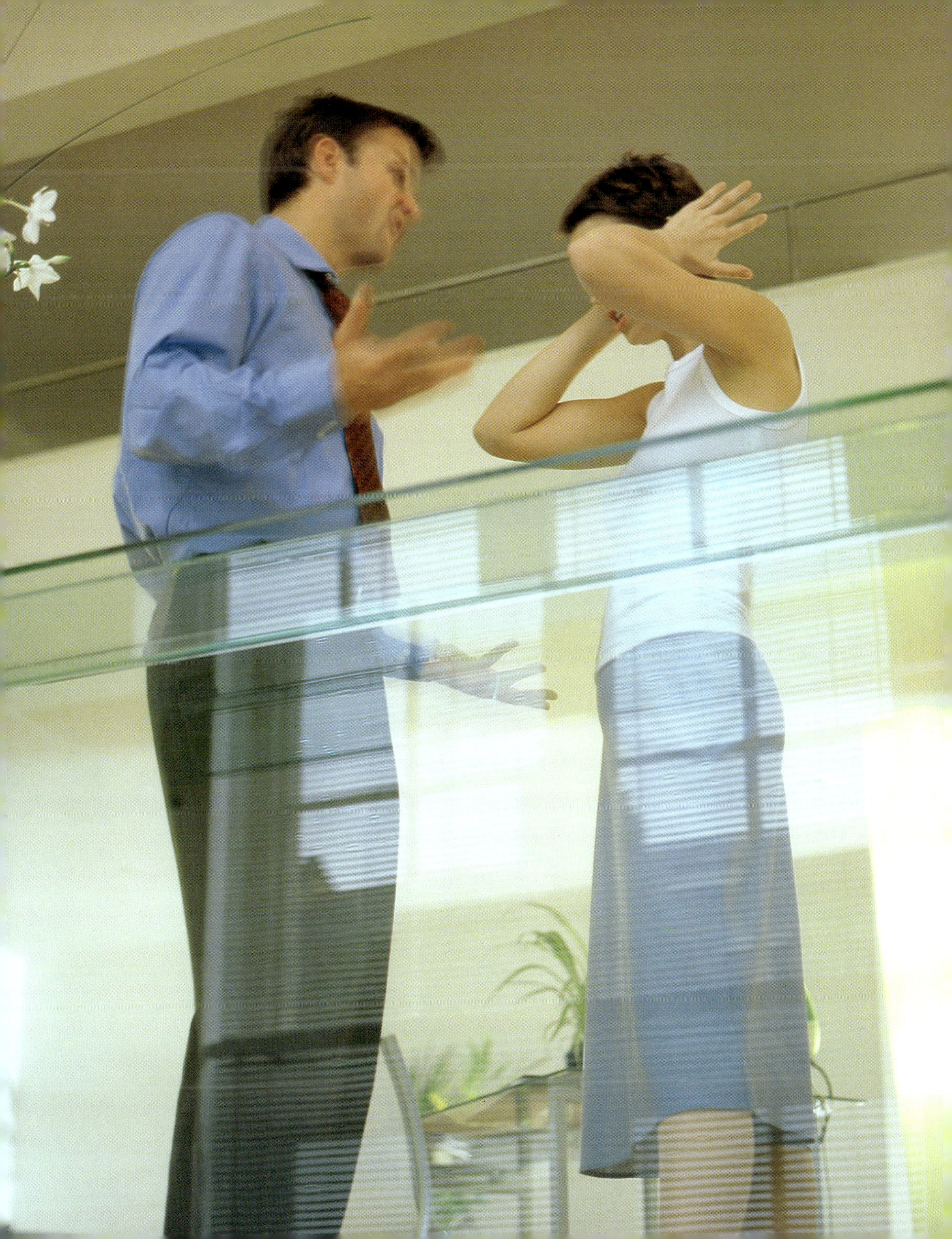

Comande as reuniões

Quando você tem uma reunião difícil marcada, maximize sua posição usando uma tática secreta: o Feng Shui. A arte chinesa do arranjo permite que você chegue ao topo de uma maneira absolutamente sutil.

A REUNIÃO OU O ALMOÇO DE NEGÓCIOS

Independentemente de você estar se reunindo com clientes importantes ou com colegas, é essencial que esteja o mais à vontade possível e que passe uma sensação de calma e confiança.

- Escolha uma cadeira cujo encosto esteja relativamente próximo a uma parede. O ideal é que você consiga ver a porta (mas não em linha direta com ela). Jamais sente-se de costas para a porta ou para a janela.
- Agora, convide o mais importante do seus convidados a sentar-se a sua frente. Essa atitude mostra respeito.
- O funcionário cujo cargo é menos importante deve sentar-se a sua esquerda, bom para uma discussão harmoniosa.
- As outras pessoas podem assumir as cadeiras restantes.
- Se possível, escolha uma mesa redonda, o que significa que o negócio fluirá de maneira lucrativa, eficiente, rápida e fácil.
- Um vidro ou um peso de papel arredondado são ótimos como enfeite central, talvez combinados com flores ou velas.
- Coloque 3 moedas sob esse peso de papel de vidro e um espelho embaixo delas. As 3 moedas representam o crescimento e o movimento associados ao dinheiro e o peso de papel fortalece a intuição das pessoas envolvidas e cria um ambiente mais harmonioso.
- Use o poder das cores para ajudar. Escolha pastas e clipes da cor adequada para a atmosfera: vermelho, para a publicidade; amarelo, para pessoas importantes; roxo, para as finanças; verde e azul, para a criatividade e o crescimento.

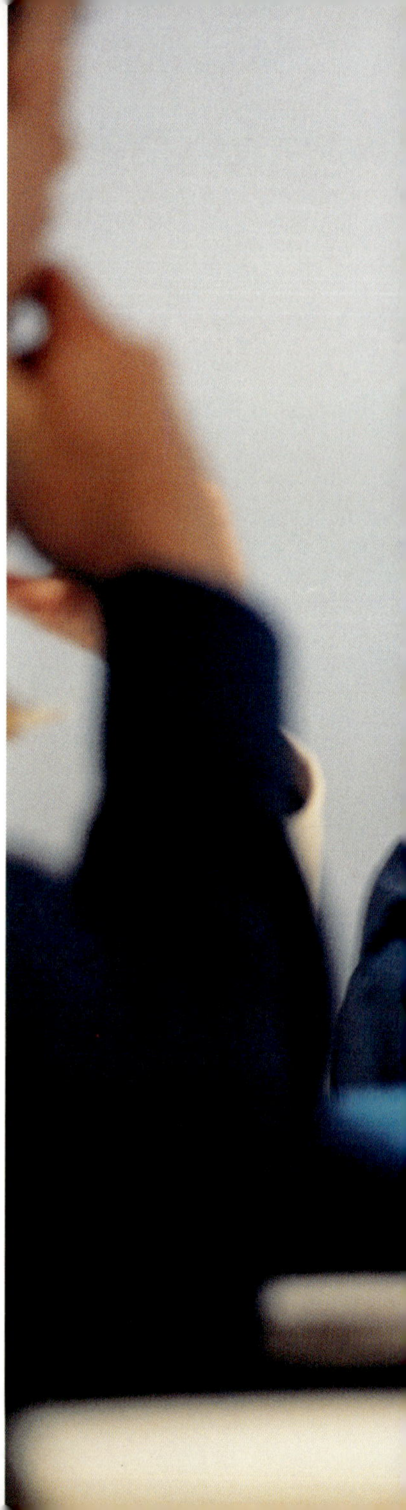

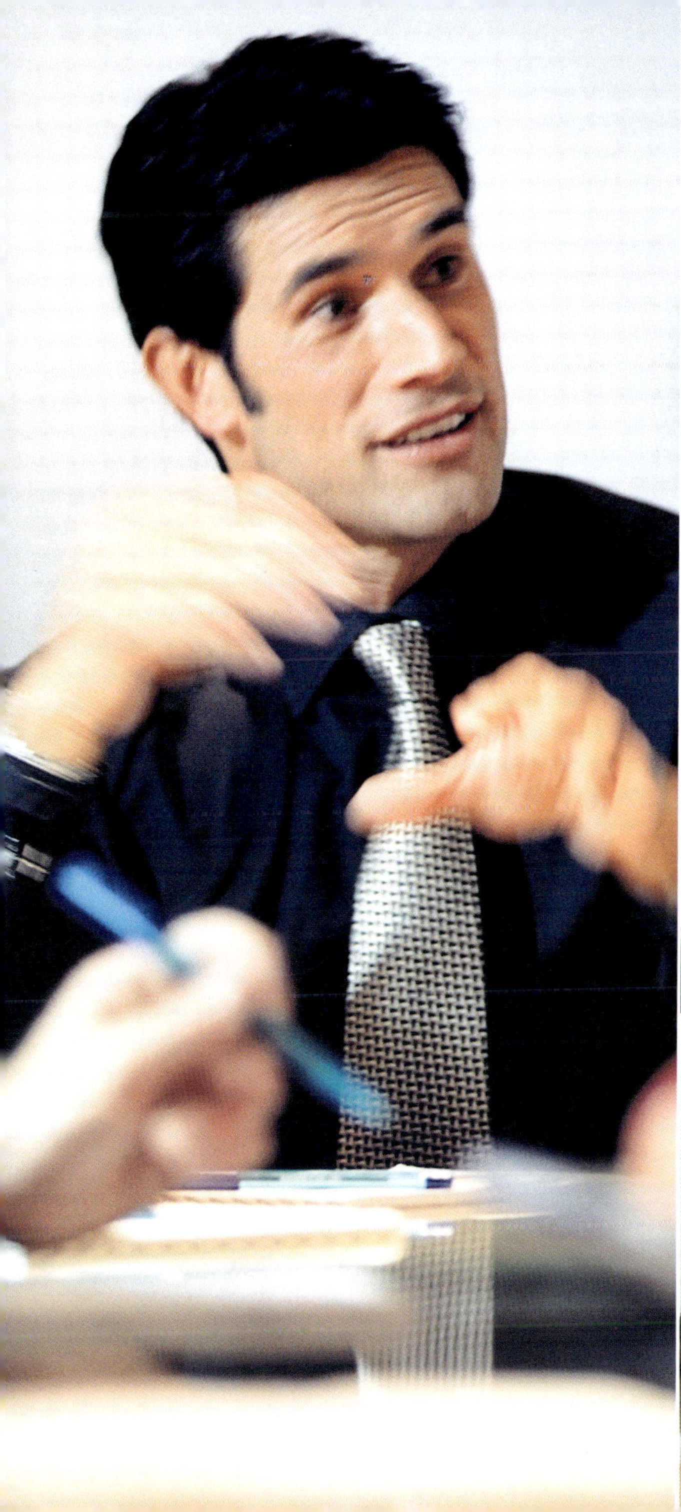
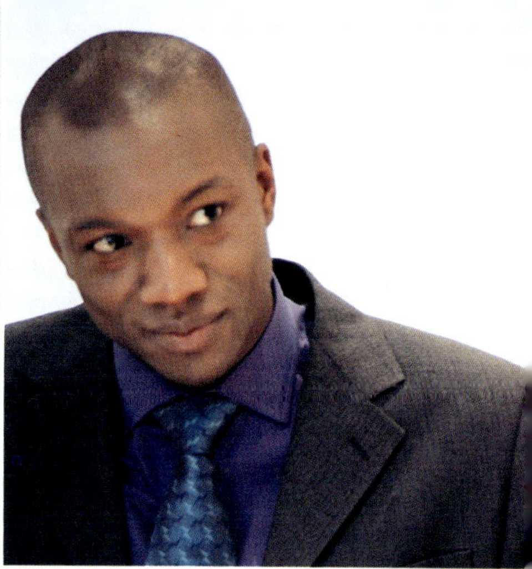
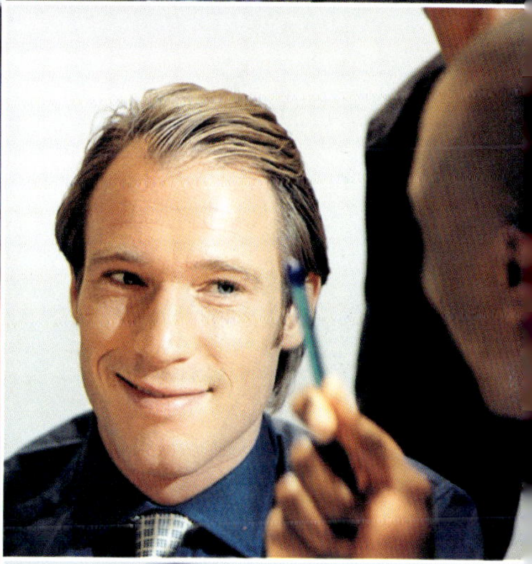
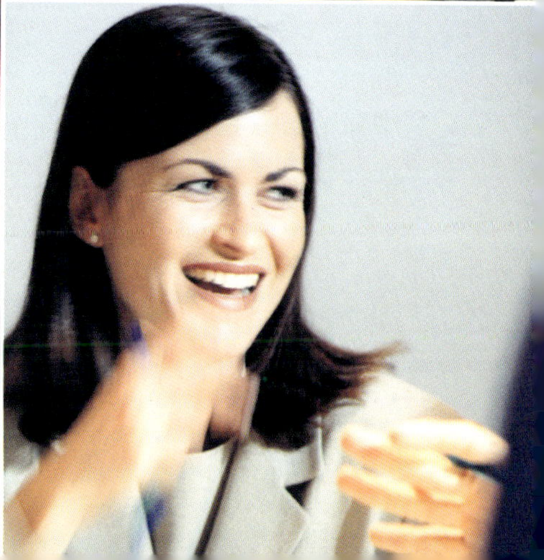

Crie relacionamentos positivos

De algumas pessoas gostamos imediatamente; outras parecem ter vindo de outro planeta. Essa percepção depende da energia – algumas estão literalmente na mesma freqüência energética que nós. Na vida particular, podemos selecionar nossos amigos; no trabalho, temos que nos dar bem com gente difícil. Aqui estão algumas estratégias tiradas da programação neurolingüística.

LINGUAGEM CORPORAL

A programação neurolingüística o ensina a conquistar relacionamentos positivos com qualquer pessoa, de uma maneira rápida e fácil, "imitando" sua linguagem corporal.

O contato visual é fundamental para criar um relacionamento positivo. Tente encontrar um nível comum, mas não deixe que ele interfira na comunicação.

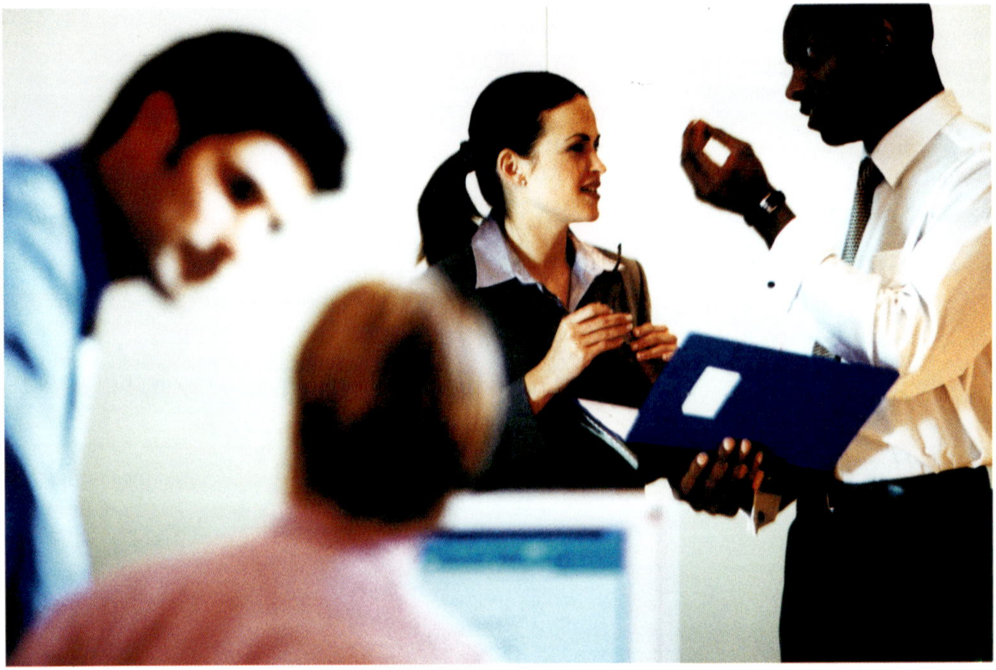

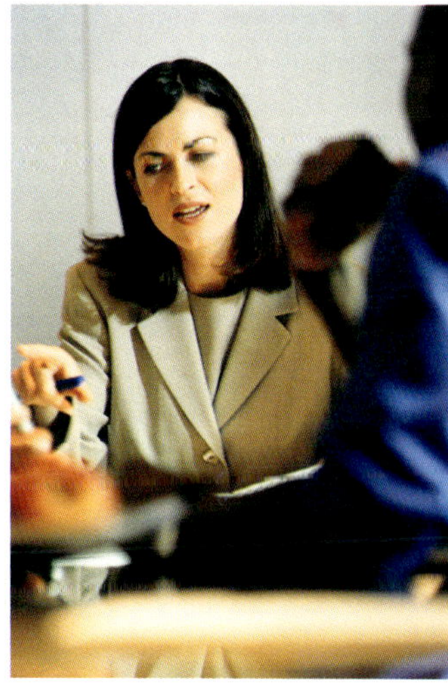

O espaço individual é importante. Tente deixar a outra pessoa estabelecer a distância entre vocês, mas não permita que ela domine seu espaço.

- Preste atenção na pessoa. Ela está sentada ou em pé? Sua postura é relaxada ou formal? A cabeça está ereta ou inclinada para um dos lados? Ela está com as costas eretas ou com a cabeça abaixada? Imite sutilmente a postura dela – sem deixar que ela perceba.
- Deixe a outra pessoa estabelecer a distância entre vocês. Se ela se aproximar, não se afaste. Da mesma forma, não se aproxime dela.
- Qual contato visual é estabelecido? Tente mantê-lo.
- Preste atenção na respiração da pessoa. O ar desce até o peito, o diafragma ou o abdome? Se puder, mude sua respiração de acordo com a dela.
- Como essa pessoa fala? Rapidamente ou devagar? O tom é alto e agudo ou suave? E o ritmo, é natural ou melódico? Não imite a maneira de falar usada por ela, mas se você perceber que sua fala está muito diferente, ajuste-a.

LINGUAGEM VERBAL

Preste atenção na linguagem de seu interlocutor. Muitas pessoas tem um sentido predileto, no qual confia quando reage ao mundo: visual, auditivo ou cinestésico (perceptivo). Você consegue percebê-lo por meio de expressões.

- Visual: "A meu ver...", "Estou vendo...", "Meu ponto de vista...", "Veja bem..."
- Auditivo: "Estou ouvindo...", "O que você me diz de...", "Escute só...", "Quero ouvir tudo".
- Cinestésico: "Tenho a sensação de que...", "Aponte as questões", "Segure as pontas!", "Vamos pôr a mão na massa".

Você pode então entrar no ritmo dela, usando expressões que combinem com sua linguagem. Isso a torna mais receptiva e a faz sentir que vocês estão na mesma frequência.

Elimine a tristeza

Todo mundo se sente triste às vezes. Você pode desejar sair correndo e se esconder, mas, por outro lado, precisa enfrentar o dia. A homeopatia, a aromaterapia e as essências florais podem ajudar a espantar as nuvens negras.

FLORAIS DE BACH

Esses remédios, desenvolvidos pelo Dr. Edward Bach na década de 1930, são parecidos com os homeopáticos. Eles são feitos com flores e plantas selvagens. Coloque duas gotas em um copo com água e beba quatro vezes ao dia ou quando sentir necessidade.

REMÉDIO	SINTOMAS
MOSTARDA	*Você está deprimido sem nenhum motivo aparente – por exemplo, uma nuvem passando.*
NOZ BRANCA	*Você se preocupa com pensamentos que ficam rodando em sua mente e não consegue ter paz.*
OLMO	*Você geralmente é confiante, mas está sentindo que a pressão do trabalho é forte demais e então se desespera e desanima.*
TOJO	*Você é pessimista e vê apenas resultados negativos. Sua esperança desapareceu.*
ROSA SELVAGEM	*Você não está motivado e se resignou. Está apático e não tem interesse em mudar.*
SALGUEIRO	*Você fica mastigando seus infortúnios e a negatividade. Tende a se tornar ressentido e amargo; tem dificuldades em perdoar e esquecer.*
GENCIANA	*Você é pessimista e tem dúvidas quanto a si mesmo. A depressão e a melancolia aparecem em qualquer dificuldade.*

AROMATERAPIA

Tente colocar algumas gotas de um dos óleos indicados a seguir em um tecido e inspire seu aroma. Se possível, use-os em um difusor ou queimador ou coloque duas gotas em uma bucha de banho e esfregue a pele no chuveiro ou na banheira – mas evite a face e as áreas sensíveis.

REMÉDIO	SINTOMAS
CEDRO	*Estimula a mente e é revigorante. Elimina a ansiedade e o medo e combate a depressão. Deve ser evitado durante a gravidez.*
LIMÃO-GALEGO	*Refresca e eleva o astral – ideal quando você está cansado, apático, ansioso e deprimido. Evite se sua pele for sensível.*
NEROLI	*Energizante – dá confiança e equilibra as emoções. Ideal se você passou por algum choque, está tenso ou deprimido ou sente pânico.*
BERGAMOTA	*Acalma os nervos e eleva a mente. Libera as energias e é ideal se você está estressado, ansioso, deprimido ou triste.*

HOMEOPATIA

A seguir, citamos três remédios homeopáticos clássicos para a depressão. Escolha aquele que mais se assemelha a seus sintomas. Experimente tomar seu comprimido na 30ª potência (30c). Se parece impossível sair da depressão, consulte um médico.

AURUM	*Basicamente, você é idealista, mas está se sentindo totalmente desesperançado, cansado de si mesmo e de sua vida. Você tem medo do fracasso. Está hipersensível ao barulho e à agitação.*
NATRUM MURIATICUM (NAT MUR)	*Você está triste, mas não consegue chorar. Fica remoendo antigos problemas. Não gosta de companhia, mas também não quer ficar sozinho. É uma pessoa orgulhosa, que não quer ser consolada.*
SÉPIA	*Você se sente carente, patético, choroso, subjugado, irritado e oprimido e se ofende facilmente. No começo da noite, torna-se ansioso.*

Supere a decepção

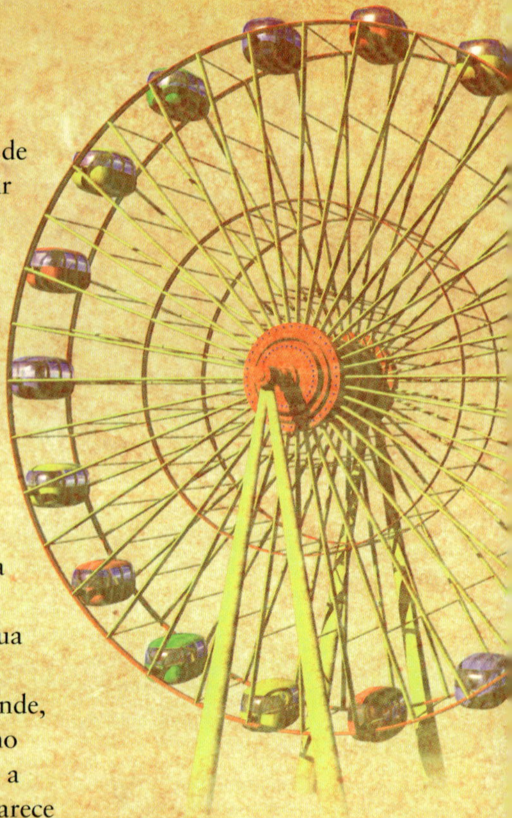

Nem sempre a vida segue nossos planos. Todos temos que enfrentar decepções, rejeições e reveses de tempos em tempos. A visualização descrita a seguir é uma forma de auto-hipnose que pode ajudá-lo a superar a decepção, coloca as coisas em uma perspectiva melhor e restaura a energia e o equilíbrio.

1 Encontre um local silencioso, onde você não será perturbado. Sente-se ou deite-se em uma posição confortável. Feche os olhos.
2 Preste atenção em sua respiração. Gradualmente, faça com que ela se torne mais profunda e relaxada. Enquanto você inspira, sinta o abdome se elevando; quando expira, sinta-o abaixar. É importante que você se concentre em sua respiração e não em seu problema.
3 Agora, imagine que você está em um parque grande, ao ar livre. A sua frente, há uma grande roda, como uma roda-gigante. Observe atentamente enquanto a roda gira, até que gradualmente ela vá parando. Parece que ela vai para trás e para a frente ao mesmo tempo. Veja as pessoas que estão nas cadeiras, enquanto sobem até o céu e depois descem, chegando perto do chão.
4 Siga a roda com os olhos durante alguns minutos, girando a cabeça junto com ela. Enquanto ela sobe, diga para si mesmo "Estou subindo"; depois, quando ela desce, "Estou descendo". Sinta-se calmo, desligado e sereno – não importa se você está descendo, sempre subirá novamente. Sinta-se cheio de paz.
5 Escolha uma frase positiva – qualquer uma de sua preferência – para apoiar essa sensação. Ela pode ser mais ou menos assim: "Eu estou calmo",

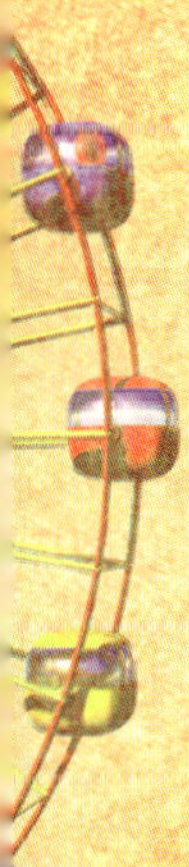

"Independentemente de eu estar no topo ou no chão, tudo funciona da melhor maneira para mim" ou "Para cima e para baixo, calmo e sereno". Repita essa frase para si mesmo, silenciosamente ou em voz alta, enquanto segue o movimento da roda-gigante.

6 Agora, pare de girar a cabeça. Afirme para si mesmo que o fracasso não irá mais fazer com que você se sinta triste e deprimido. Lembre-se de que todas as decepções, rejeições e reveses são apenas movimentos da roda-gigante. Nenhuma pessoa de sucesso chegou onde está sem passar por algumas decepções. O mesmo acontece com você – isso é apenas uma fase.

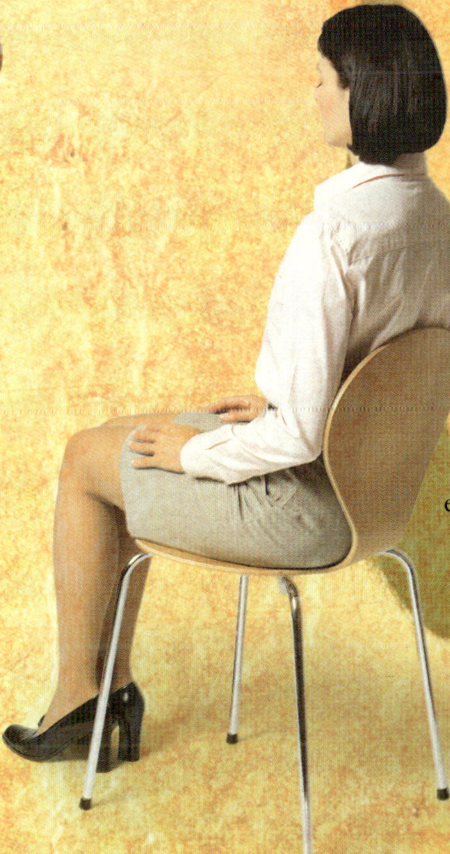

7 Lembre-se de seus objetivos e repita seu compromisso de atingi-los. Abra os olhos, fique em pé, alongue o corpo e firme bem os pés no chão. Beba um suco e coma algo, para voltar à realidade. Tenha certeza de que sua sorte mudará.

NOTA: Se você sabe que é o tipo de pessoa que não consegue lidar muito bem com as decepções e os reveses, repita essa visualização regularmente, para obter os melhores resultados possíveis. Caso contrário, recorra a esse exercício apenas quando estiver triste.

Mude seu humor com a música

Quer que seu humor mude imediatamente? Experimente a musicoterapia – uma técnica poderosa, mas simples, que pode rapidamente eliminar o mau humor (se puder, experimente esse método no local de trabalho). Ele também pode ajudá-lo a eliminar o estresse e aumentar os níveis de energia.

SINCRONIZAÇÃO

A musicoterapia funciona por meio da sincronização – uma técnica simples e eficaz. Você se funde, ou sincroniza, ao ritmo da música. Primeiro, escolha uma música que combine com seu humor atual e gradualmente altere-o pelas mudanças na seleção de músicas.

GRAVE UMA FITA DE SINCRONIZAÇÃO

Você pode usar a sincronização para alterar qualquer estado de humor. Você precisará de um gravador e de uma fita de 30 ou 45 minutos de cada lado.

- Escolha duas ou três músicas que combinem com seu humor atual (falta de confiança, tristeza, ansiedade) e grave-as no início da fita. Por isso, se você estiver triste, a música provavelmente será sombria ou lúgubre; se estiver ansioso, o ritmo deve ser mais rápido e repetitivo.
- Agora, selecione três ou quatro músicas que estejam entre seu humor atual e o estado que deseja atingir (por exemplo, confiante, elevado, calmo). Portanto, em outras palavras, um pouco menos ansiosos ou triste, mas ainda moderado. Comece com um ritmo mais lento e trabalhe na direção de um mais alegre.
- Termine sua seqüência musical com três ou quatro peças que combinem o máximo possível com o humor que você deseja atingir. Por isso, se busca um estado mais elevado, escolha algo como o Coro de “Aleluia”,

do *Messias*, de Handel.

■ Use sua fita de sincronização sempre que precisar – ela também pode servir de música de fundo em qualquer situação.

OUTRAS TÉCNICAS MUSICAIS

■ Quando você estiver bravo ou irritado, uma música suave e lenta provavelmente irá deixá-lo ainda mais nervoso. Em vez disso, tente descobrir a verdadeira origem de seus sentimentos e toque uma música mais "forte", como "Marte", de *Os Planetas* de Holst, ou a Abertura de *Guilherme Tell*, de Rossini.

■ Quando você estiver tenso e estressado, tente uma música calmante – os movimentos lentos dos concertos para cordas são ideais. Vivaldi e Telemann são bons exemplos.

■ Para elevar sua auto-estima, ouça músicas instrumentais e que elevam o espírito.

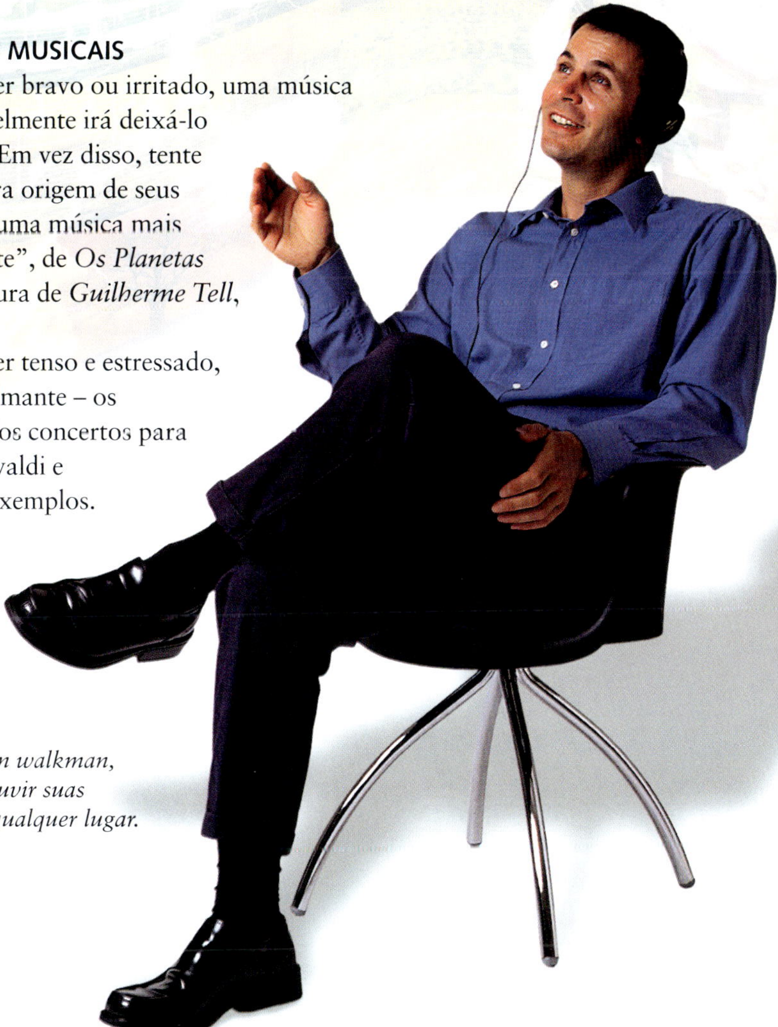

Compre um walkman, para poder ouvir suas músicas em qualquer lugar.

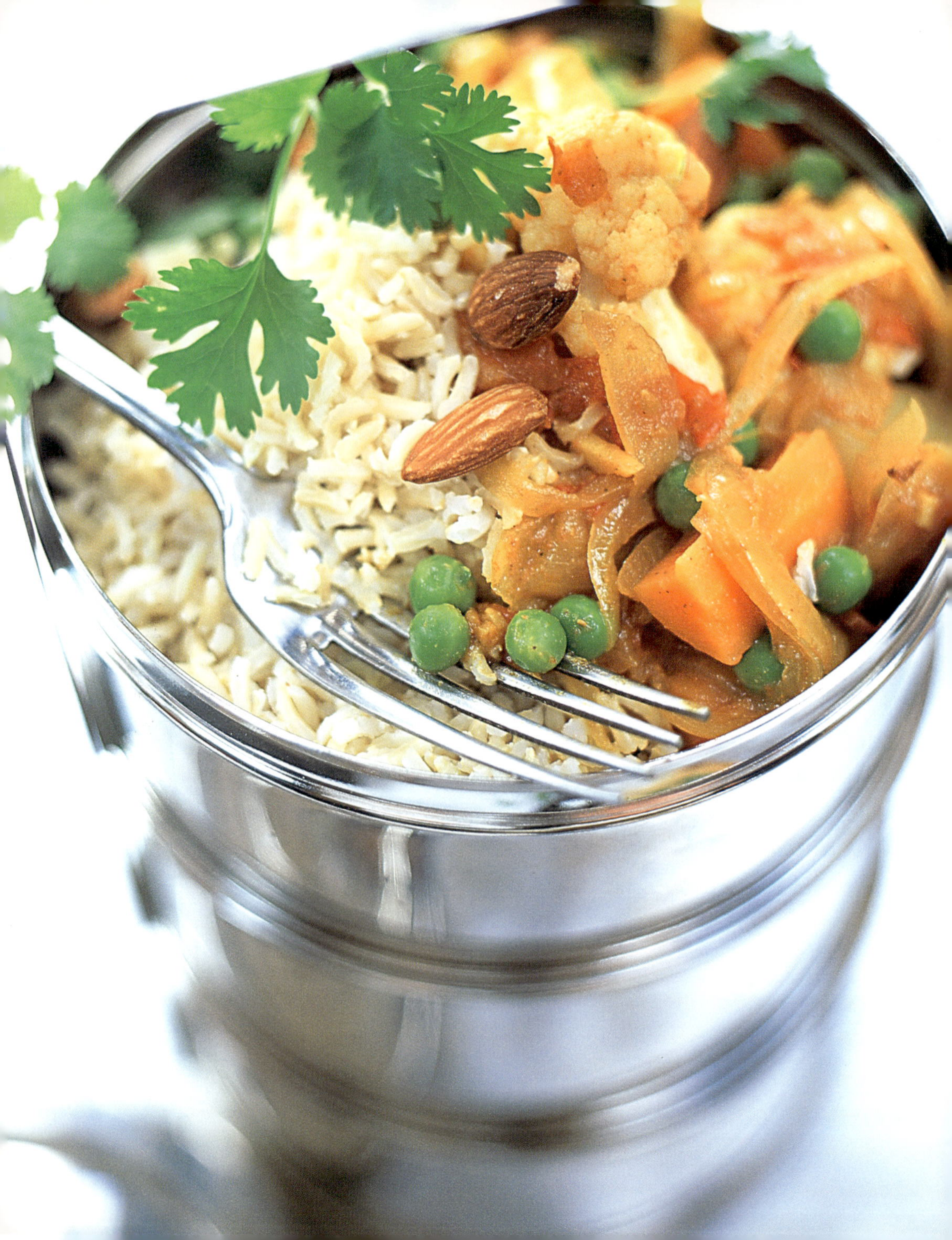

CAPÍTULO SEIS

Faça uma pausa

Hora do almoço. O momento crucial, que marca o meio do dia. Pausa para reabastecer e revigorar. Se sua manhã foi boa, será fácil passar a tarde: reserve alguns minutos para se renovar e energizar. Se, por outro lado, sua manhã foi um tanto difícil, nem tudo está perdido. Imagine que o dia é formado por dois segmentos completamente separados: deixe a manhã para trás e concentre-se na nova metade do dia que se apresenta.

Tudo é possível com a atitude certa. A hora do almoço é a chance perfeita para reservar cinco minutos para meditar, liberando a tensão da manhã, ou para fazer uma rápida seqüência de ioga, eliminar o estresse e recarregar a energia para a tarde. Se você está com calor ou irritado, alguns exercícios calmantes e renovadores irão fazer maravilhas.

Os exercícios tradicionais do *chi kung* chinês, que você pode fazer em sua mesa, equilibram a energia e estimulam seu corpo. E se você conseguir encontrar algum lugar silencioso, por que não usar o poder dos sons para retomar o controle do seu dia?

Você também precisa de uma refeição saudável ou de um lanche balanceado. O almoço não é como o café da manhã, quando você precisa de algo realmente substancioso – no almoço, as pessoas têm necessidades diferentes e nem sempre é possível fazer uma refeição completa. O alimento que você escolhe é absolutamente importante. Se você comer erradamente, sentirá preguiça por toda a tarde. O melhor almoço é aquele que o faz sentir-se vibrante, alerta e cheio de energia.

A escolha dos alimentos pode até melhorar a memória ou a performance mental. Lembre-se de que não é preciso exagerar nos almoços comerciais, porque depois você se sentirá muito cheio e sonolento – escolha sabiamente e estará perfeitamente preparado para que a tarde passe facilmente.

ESQUERDA: veja no Anexo (pp. 152-153) a receita de "Curry de vegetais".

Reabasteça, revitalize

Os alimentos que você consome podem mudar seu humor enquanto aliviam a fome? Pesquisas revelam que você pode fazer quase tudo, desde eliminar a depressão até melhorar a memória, apenas escolhendo o alimento certo.

AUMENTE A ENERGIA

Para dar um impulso na energia, escolha alimentos:
Ricos em proteínas: frutos do mar – camarão, peixe, vieira, mariscos (menos para as mulheres grávidas) -, peito de peru, leite desnatado, iogurte *light* ou desnatado.
Que contenham boro: frutas (maçã, pêra, pêssego, uva), nozes, brócolis, legumes.

MELHORE A MEMÓRIA

Para melhorar a memória, escolha alimentos:
Ricos em tiamina: germe de trigo, farelo, nozes ou cereais vitaminados.
Que contenham riboflavina: amêndoas, cereais vitaminados, leite ou fígado (menos para as mulheres grávidas).
Que contenham caroteno: verduras verde-escuras, legumes ou frutas de cor laranja.
Ricos em zinco: frutos do mar (menos para as mulheres grávidas), legumes, cereais ou grãos integrais.

ALMOÇO COMERCIAL

O cardápio ideal para melhorar sua performance mental e o estado de alerta: salada com folhas verdes, tomate, queijo, tofu assado e molhos sem gordura; pão integral, massa integral com camarão e brócolis, salada de frutas, suco de pêssego feito como iogurte desnatado e leite.

Veja no Anexo (pp. 152-153) a receita de "Frutos do mar salteados".

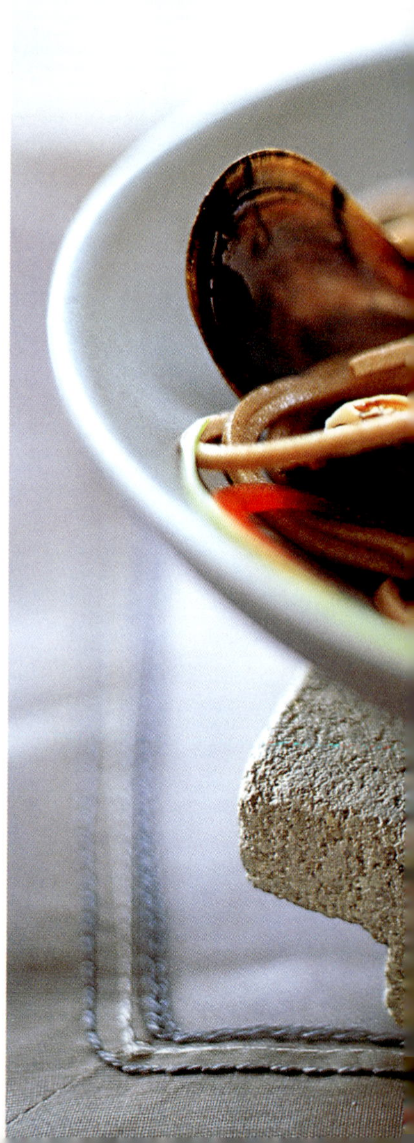

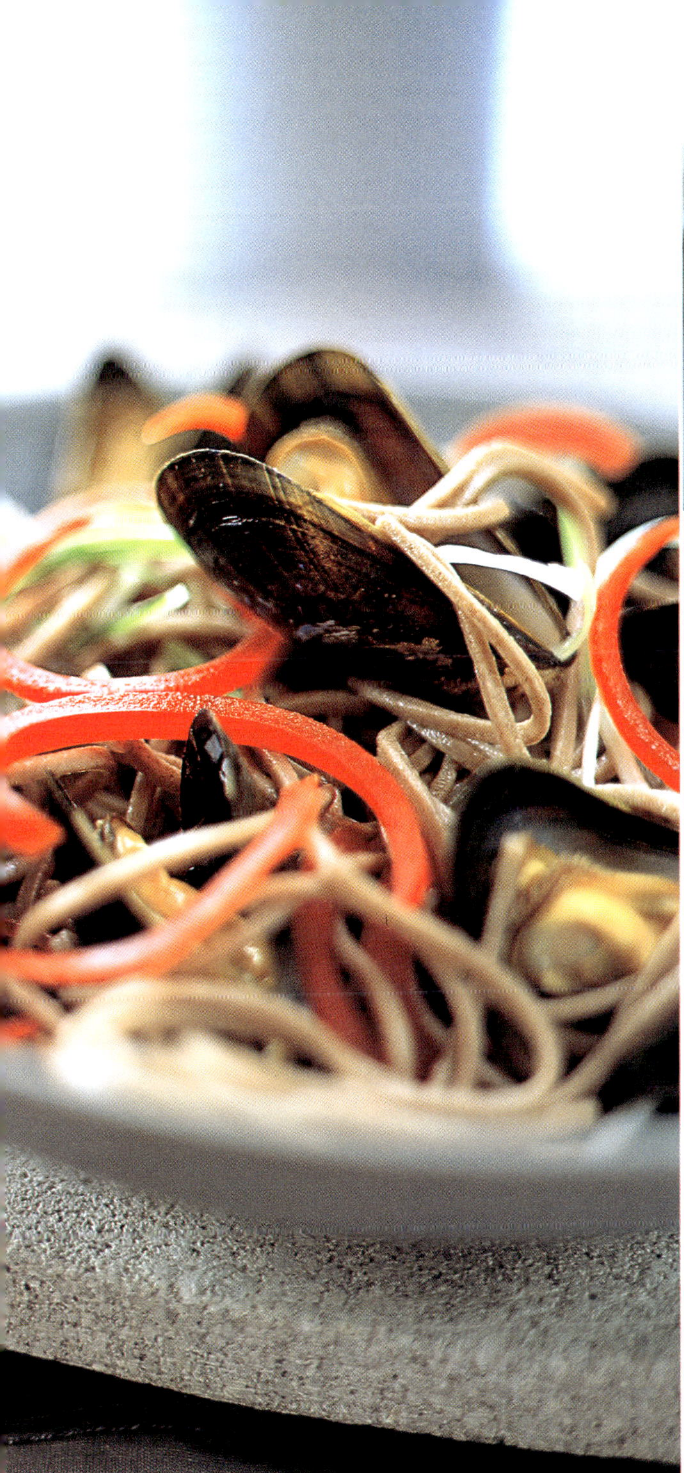

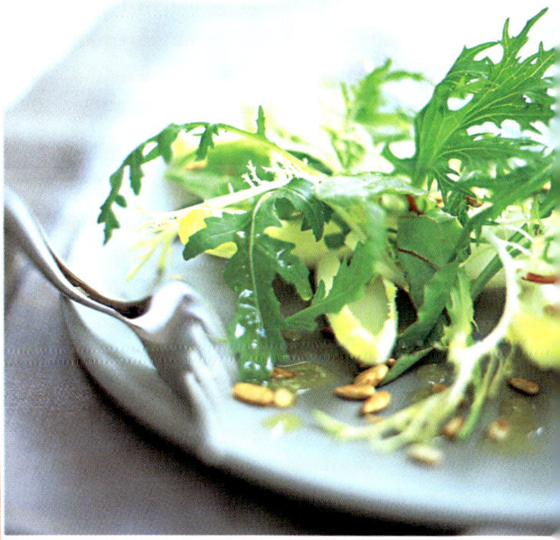

O QUE VOCÊ DEVE EVITAR:

★ *Gordura animal saturada (carne vermelha, bacon, salsichas etc.);*
★ *Manteiga,*
★ *Álcool;*
★ *Cafeína (incluindo chocolate e refrigerante);*
★ *Alimentos processados;*
★ *Adoçantes artificiais que sempre são encontrados nos alimentos dietéticos;*
★ *Alimentos com aditivos, corantes ou conservantes.*

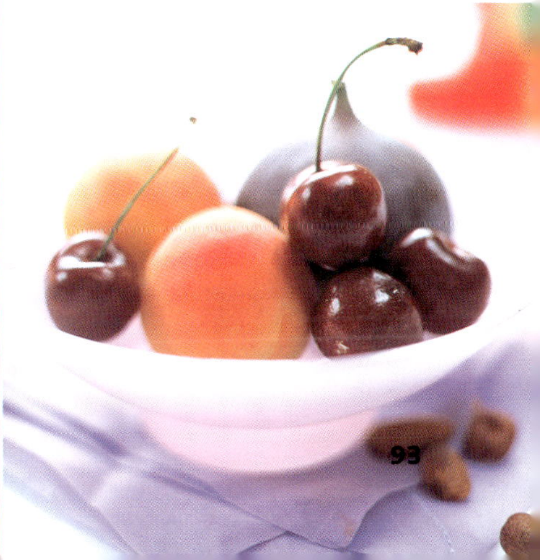

Recarregue suas "pilhas"

A meditação com as palmas das mãos permite que todo seu organismo faça uma pequena pausa – a qualquer momento, em qualquer lugar. O ritmo cardíaco diminui, a respiração torna-se estável e relaxada. Você sente que a tensão está sendo eliminada do corpo.

MEDITAÇÃO COM AS PALMAS DAS MÃOS

1 *Sente-se com os cotovelos apoiados na mesa e cubra o rosto com as mãos, em concha sobre os olhos. Não faça pressão – seu toque deve ser suave e gentil.*
2 *Relaxe os ombros e mergulhe na escuridão calmante.*
3 *Enquanto você está sentado silenciosamente, sinta o calor das mãos envolvendo cada célula de seus olhos. A energia vital transmitida pelas palmas das mãos enche seus olhos de energia, sabedoria e clareza renovada. Afirme para si mesmo que durante a tarde você verá as coisas com mais clareza e exatidão.*
4 *Agora, visualize seu terceiro olho no centro da testa (ele governa a intuição e a consciência psíquica). Sinta a área sendo energizada. Afirme para si mesmo que você irá clamar por sua intuição durante o resto do dia – suas decisões e escolhas serão as mais acertadas.*
5 *Fique descansando nessa posição o máximo de tempo que puder.*
6 *Volte para a realidade. Bata os pés no chão, para restabelecer o contato com o mundo cotidiano.*

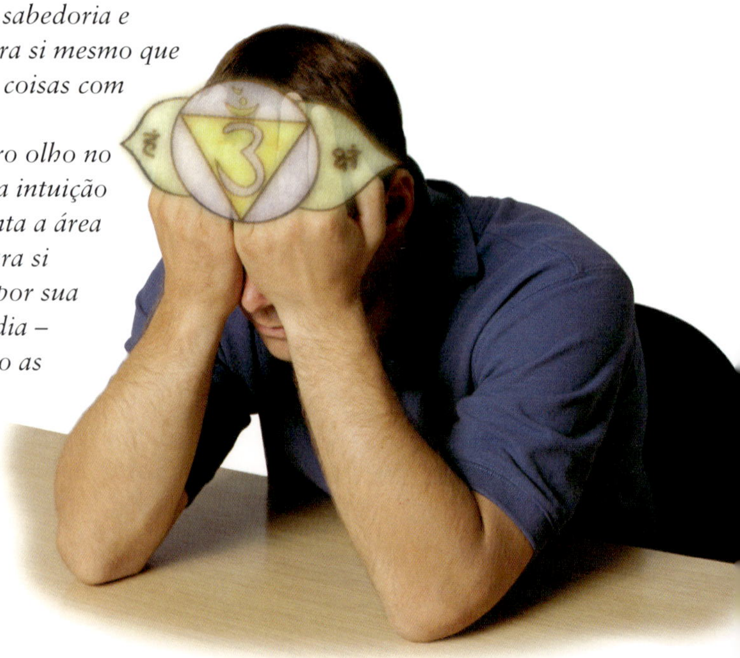

Renove-se

A respiração da ioga é muito calmante e relaxante. Ela também é ideal para os dias quentes de verão, quando você está com calor e irritado. Ela preenche seus pulmões de ar fresco, acalmando a energia superaquecida do corpo.

Não se preocupe se você não conseguir enrolar a língua – o exercício terá a mesma eficácia.

RESPIRAÇÃO RENOVADORA

1 *Sente-se em uma posição confortável, coloque as mãos sobre os joelhos. Feche os olhos e tome consciência de seu padrão natural de respiração.*

2 *Enrole a língua e forme com ela um tubo, colocando a ponta da língua ligeiramente fora dos lábios. Se você não conseguir fazer isso, mantenha a boca ligeiramente aberta e permita que o ar entre e passe sobre a língua.*

3 *Inspire lenta e profundamente, pelo vão formado na língua. Você sentirá o ar sobre ela.*

4 *Agora expire da mesma maneira, lenta e profundamente. Continue assim por alguns minutos ou enquanto estiver confortável. Você sentirá um frescor descendo pela coluna e se espalhando por todo corpo.*

5 *Volte à respiração normal, concentrando-se em seu ritmo natural. Focalize sua atenção no ambiente que o circunda.*

6 *Fixe o olhar no chão e depois abra lentamente os olhos. Preste atenção em como você está se sentindo: fique imóvel durante alguns minutos e perceba como a energia de seu corpo mudou.*

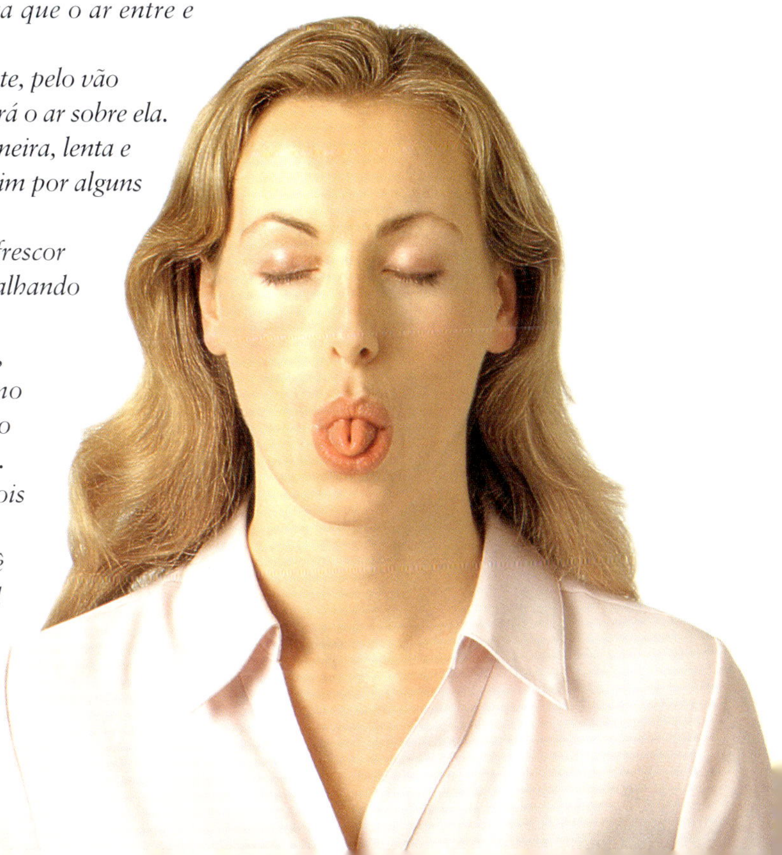

Reequilibre corpo e mente

No meio do dia, você precisa de algo que impulsione seu nível de energia e elimine a tensão da manhã. Essa série de movimentos de ioga alonga o corpo e reduz a rigidez; eles também melhoram sua digestão e espalham a energia por todo seu corpo. Execute essa série de exercícios antes de almoçar.

CUIDADO

Consulte um médico antes de executar essa série de movimentos se você estiver grávida, tiver pressão alta ou doenças cardíacas, ou problemas nas costas e nas articulações.

UM BANHO RENOVADOR DE ENERGIA

Uma vez que você estiver familiarizado com essa rotina, repita-a várias vezes – de forma lenta ou dinâmica, de acordo com seu estado de espírito.

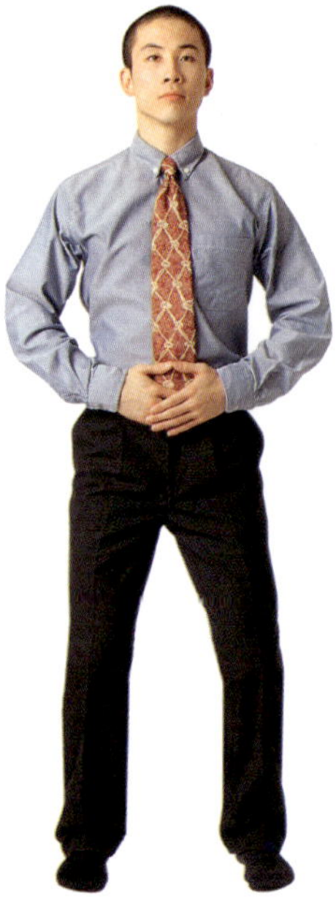

1 *Comece pela postura básica em pé (veja o* chi kung, *p. 16). Pouse as mãos suavemente sobre o abdome – um pouco abaixo do umbigo – e inspire profundamente pelo nariz.*

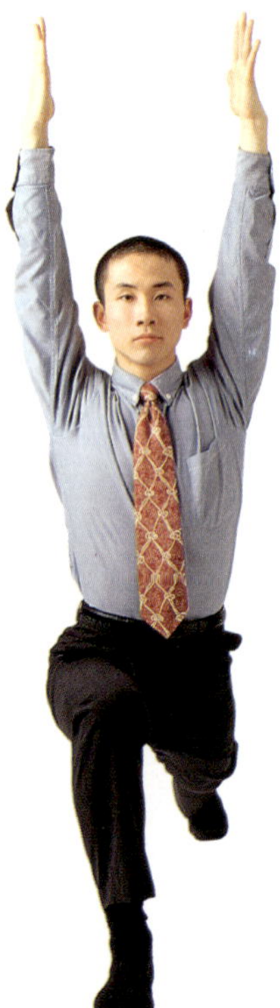

2 *Expire pela boca, falando um "rá!" vigoroso. Ao mesmo tempo, flexione a perna direita para a frente. Erga os braços, com as palmas das mãos viradas uma para a outra (postura do guerreiro). Verifique se o joelho está alinhado com o tornozelo e se você está olhando para a frente. Inspire pelo nariz enquanto voltar à posição inicial (passo 1). Repita do lado esquerdo.*

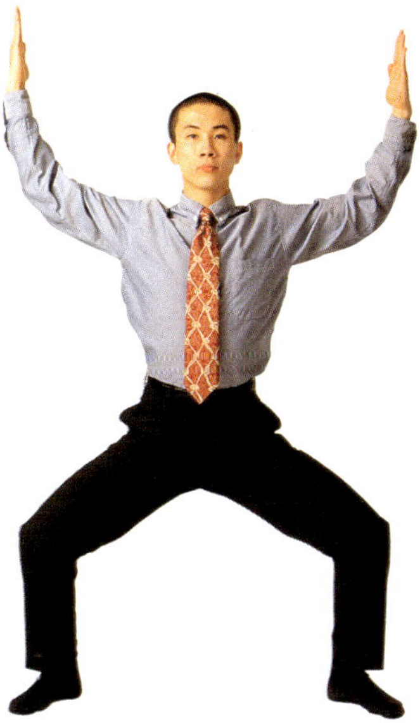

3 *Expire pela boca, falando novamente um "rá!" vigoroso, enquanto gira o pé direito para o lado direito. Depois, flexione as duas pernas para as laterais. Ao mesmo tempo, erga os braços até a altura dos ombros e aponte para o teto, com as palmas das mãos viradas uma para a outra. Inspire pelo nariz e volte à posição inicial (passo 1). Repita, começando com o pé esquerdo.*

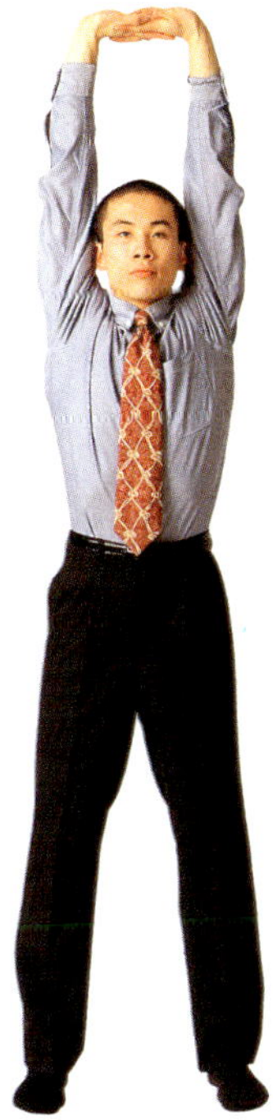

4 *Entrelace as mãos na frente do estômago e inspire; ao mesmo tempo, erga os braços sobre a cabeça, virando as palmas das mãos para cima. Expire, flexione os joelhos e abaixe os braços até o estômago. Repita três ou quatro vezes.*

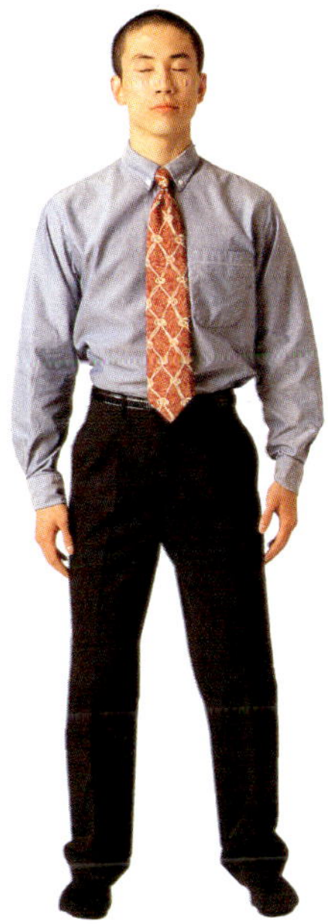

5 *Estique os joelhos e volte à posição básica em pé (passo 1), mãos ao lado do corpo. Feche os olhos e sinta a energia.*

Elimine os efeitos negativos da manhã

Sua manhã foi difícil e você está com medo da tarde que se aproxima. Você precisa desesperadamente se esquecer das horas que passaram e equilibrar sua energia, a fim de poder lidar com o restante do dia. Os golpes leves e a respiração são formas simples de estimular e equilibrar a energia.

OS TRÊS GOLPES

O sistema chinês *chi kung* ensina que aplicar golpes rítmicos em várias partes do corpo cria uma onda que vibra nas partes mais profundas dos tecidos, estimulando a circulação sangüínea e equilibrando todo o fluxo de energia. Esses são os "três golpes" clássicos.

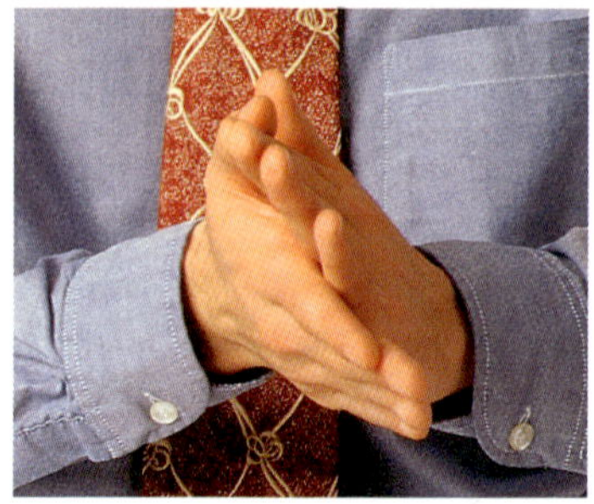

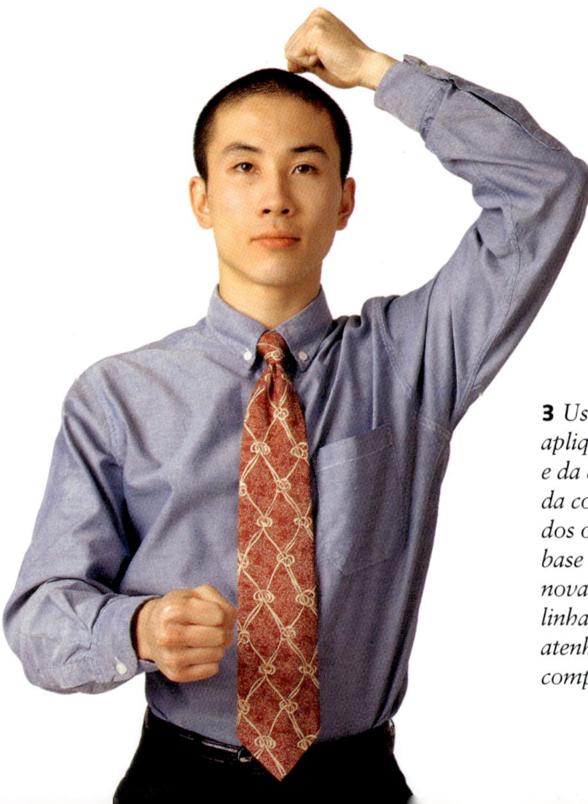

O GOLPE NA CABEÇA E NO PESCOÇO

1 *Esfregue as mãos vigorosamente, até que estejam quentes.*
2 *Feche as mãos, colocando o polegar na superfície externa do dedo indicador.*

3 *Usando os nós dos dedos e os punhos, aplique golpes vigorosos ao redor da nuca e da cabeça. Trabalhe em ambos os lados da coluna, movendo as mãos desde o topo dos ombros, subindo pelo pescoço até a base do crânio e daqui até a testa e novamente para o pescoço. Visualize uma linha central que percorre toda a cabeça e atenha-se a ela, mas trabalhe em todo seu comprimento.*

O GOLPE NOS RINS E NAS SUPRA-RENAIS

Use as costas das mãos para aplicar golpes alternados nos rins esquerdo e direito, de cima para baixo. Você encontra os rins na linha da cintura, em ambos os lados da coluna. Aplique os golpes nas regiões de cada um dos rins por cerca de dois minutos.

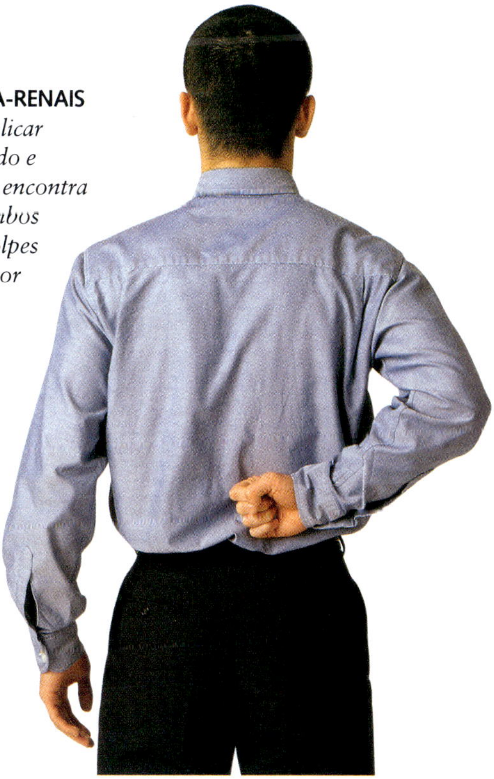

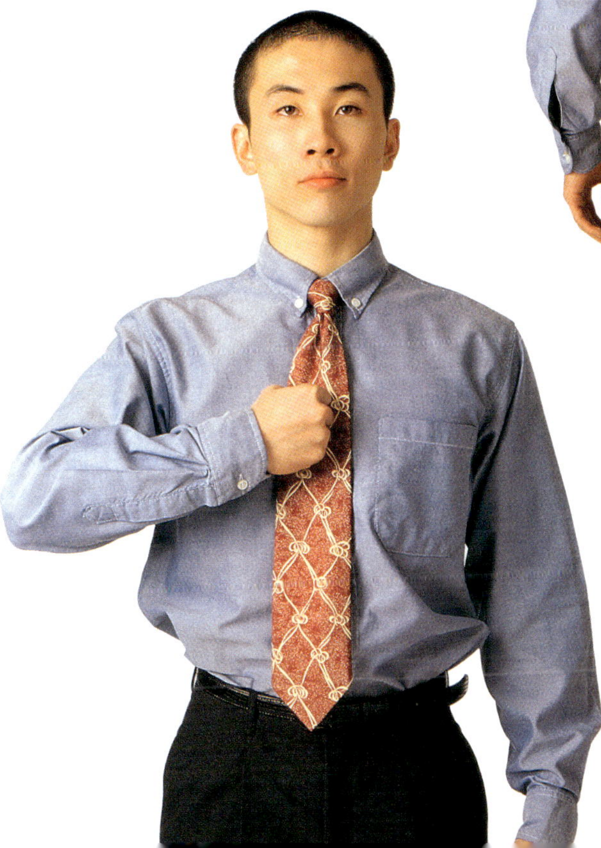

O GOLPE DO TIMO

Usando as segundas articulações dos dedos de uma das mãos, aplique golpes rítmicos no centro do peito. O ritmo é o seguinte: um golpe mais forte, seguido por dois mais leves (UM, dois, três, UM, dois, três). Aplique os golpes durante cerca de dois minutos.

Assuma o controle total – musicoterapia

Existe algum lugar em seu escritório no qual você não será perturbado? Se houver, você terá a chance perfeita de equilibrar sua energia no horário de almoço. O som tem uma força terapêutica profunda; a entoação de sons variados pode colocar todos os sete *chakras* de seu corpo em um equilíbrio ideal.

COMO ENTOAR OS CHAKRAS

1 *Sente-se em uma posição confortável e feche os olhos suavemente. Durante alguns momentos, torne-se consciente de sua respiração.*

2 *Respire profundamente e concentre a atenção no* chakra *radicular, localizado na base da coluna. Imagine a cor vermelha e fale um "uhh" profundo, sentindo o som vibrar ao redor da base da coluna e na região dos genitais, ligando-o ao chão e tornando-o mais estável.*

3 *Continue subindo pelos* chakras *– veja o gráfico na página ao lado para saber que sons deve emitir, a cor que deve ser visualizada e os sentimentos a serem imaginados. De início, os sons são mais profundos; enquanto vai subindo, o tom torna-se mais alto.*

4 *Finalmente, chegue ao chakra da coroa, uma esfera de ouro vibrante localizada acima da cabeça. O som que você diz aqui é um "iiii" bem alto – o mais agudo que você conseguir. Enquanto você entoa esse som, visualize que está se conectando com seu "eu" mais elevado e com seu sentido espiritual. Depois, visualize todos os* chakras *se unindo, enquanto a energia desse som atravessa seu corpo, equilibrando-o.*

5 *Fique sentado silenciosamente durante alguns minutos, voltando ao mundo real. Plante os pés no chão e abra os olhos. Coma algo depois desse exercício, para voltar completamente ao mundo real.*

OS SETE CHAKRAS

Os chakras *são centros de energia vital do corpo. Existem sete deles (veja à direita), desde o* chakra *radicular na base da coluna até o* chakra *da coroa, acima da cabeça. Quando todos os* chakras *vibram em equilíbrio, você desfruta de perfeita saúde e bem-estar.*

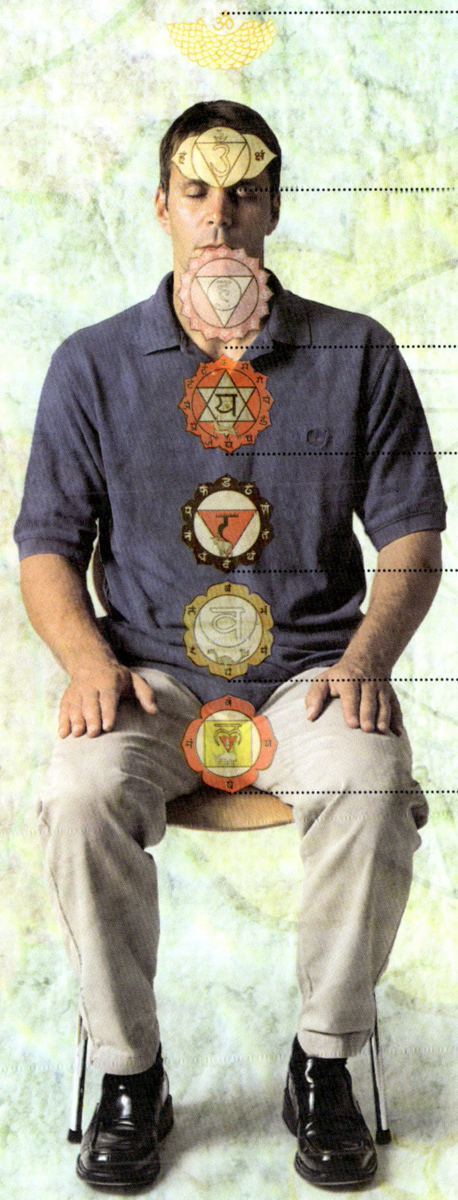

Chakra *da coroa: acima da cabeça. Som: "iii". Cor: dourado. Sentimento: ligação com o eu mais elevado e o espiritual.*

Terceiro olho: entre as sobrancelhas. Som: "êi". Cor: índigo. Sentimento: idéias; conhecimento; intuição.

Chakra *da garganta: garganta. Som: "ái". Cor: azul. Sentimento: calma, comunicação clara.*

Chakra *do coração: coração. Som: "ah". Cor: verde. Sentimento: compaixão; amor por si mesmo e pelos outros.*

Chakra *do plexo solar: entre o osso do peito e o umbigo. Som: "óh". Cor: amarelo. Sentimento: poder pessoal.*

Chakra *sacral: genitais. Som: "ô". Cor: laranja. Sentimento: auto-estima; positivismo.*

Chakra *radicular: base da coluna. Som: "uuh". Cor: vermelho. Sentimento: união com o chão e estabilidade.*

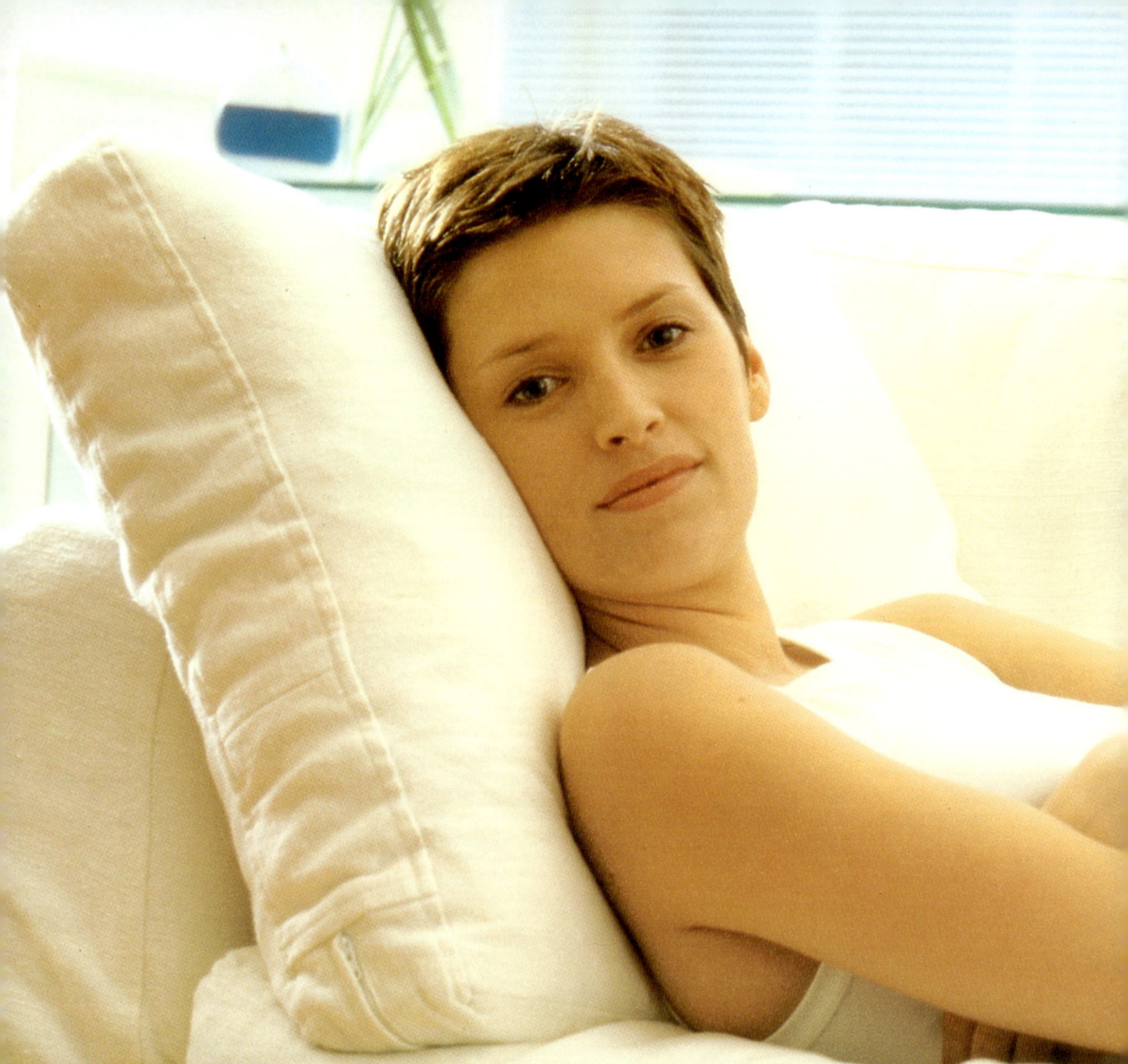

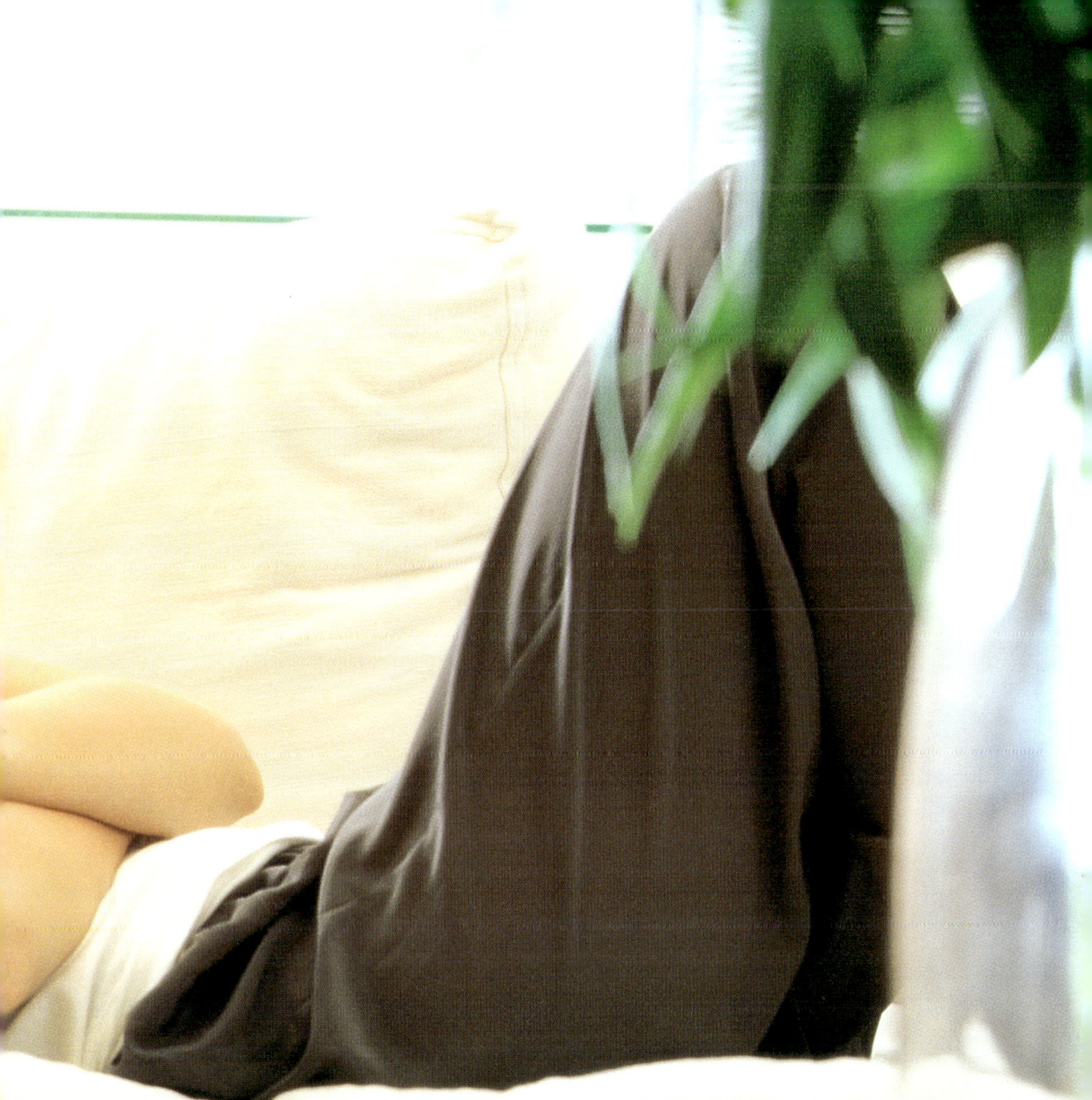

Parte três: Após o trabalho

Livre do trabalho, as noites e finais de semana são reservados para você. Relaxe, divirta-se e desfrute desses momentos.

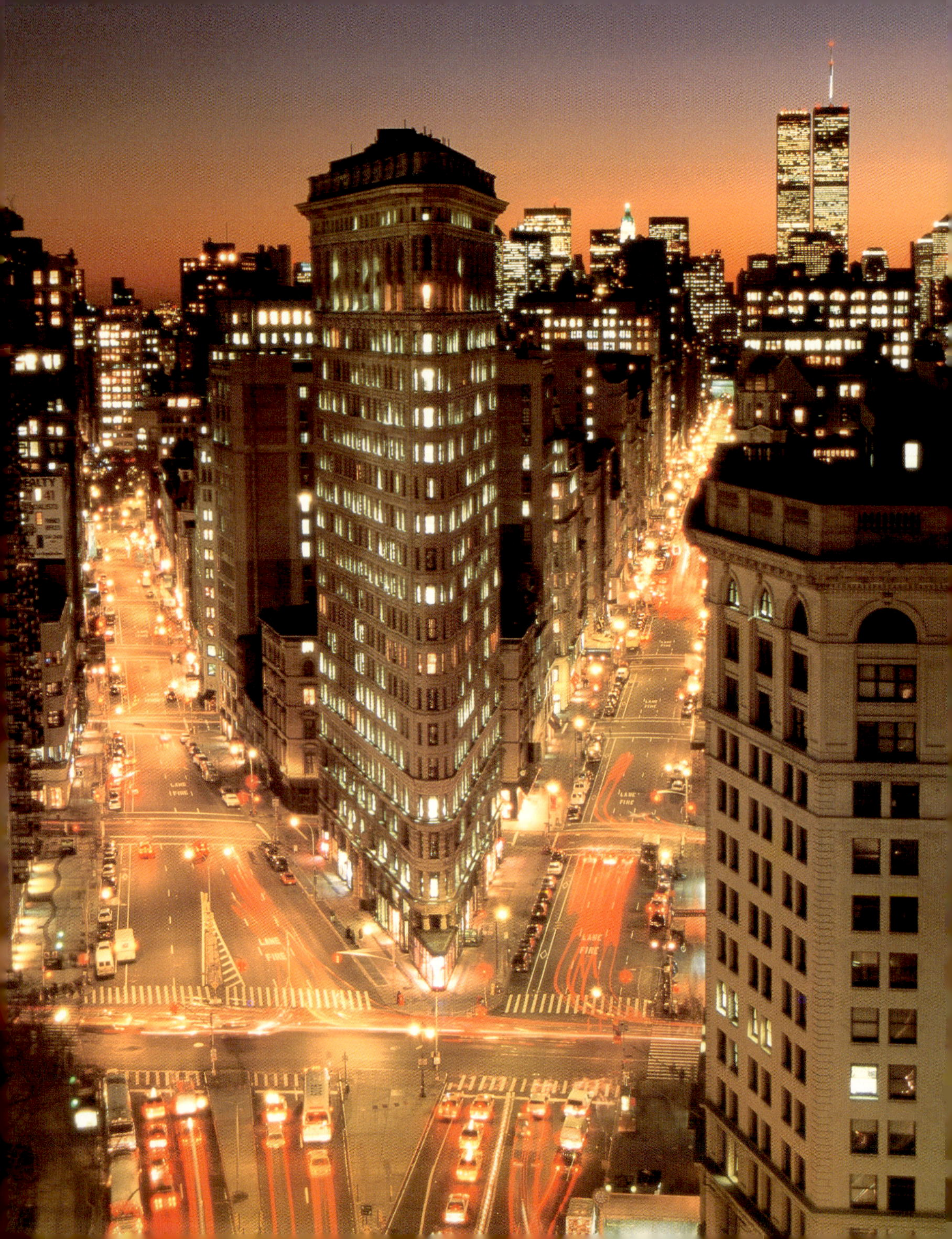

CAPÍTULO SETE

Desligue-se do trabalho

O final do dia de trabalho é uma transição repentina entre duas fases. É muito fácil pegar suas coisas e sair "correndo" do escritório, louco para aproveitar a noite. Mas vale a pena fazer uma pausa.

Este é o limiar do dia – psicologicamente, a forma pela qual você sai do trabalho é muito importante. Ela tem efeito não apenas na noite que se aproxima, mas também em seu próximo dia de trabalho. Por isso, passe cinco minutos agradecendo e honrando esse ponto essencial do dia.

Se você planejar e organizar o dia seguinte durante cinco minutos, terá recompensas surpreendentes em termos de tempo e eficácia. Técnicas simples e fáceis de administração o ajudam a maximizar sua eficácia, de forma que você possa sair do trabalho com a consciência limpa, sabendo que tudo está organizado para amanhã.

Sua mesa pode ser um altar de criatividade pessoal. Se você passar alguns minutos organizando-a e escolhendo seus objetos preferidos, poderá transformá-la em um local inspirador para trabalhar.

Além disso, vale a pena passar alguns minutos fazendo uma transição ativa entre o período de trabalho e sua vida particular – trocando seu personagem profissional, por assim dizer, pelo personagem pessoal. Se seu dia foi ruim, os exercícios de Reiki o acalmarão e tranqüilizarão, de forma que você poderá se esquecer dos problemas e aproveitar a noite que se aproxima.

Exercícios fáceis de ioga e visualizações podem ajudá-lo a se desligar do trabalho e fazer essa transição, enquanto um simples ritual de "ir para casa" torna seu corpo e sua mente conscientes de que o dia de trabalho já terminou.

Pense à frente – planeje o dia seguinte

Se você quer começar um novo dia cheio de energia, verve e vigor, comece a planejá-lo na noite anterior. Essa rotina demora apenas cinco minutos no final de cada dia, mas poderá economizar várias horas no dia seguinte. Ela também permite que você saia do trabalho calmo, concentrado e sentindo-se no controle.

PLANEJAMENTO DE CINCO MINUTOS

1 *Limpe a mesa. Verifique tudo que está sobre ela. Jogue fora todo o lixo. Copie as anotações importantes em agenda ou no computador. Anote os números mais importantes de telefone em sua agenda. Arquive os documentos. Tire o pó da mesa com um pano no qual foram colocadas algumas gotas de óleo de grapefruit da aromaterapia.*

TRANSFORME SUA MESA EM UM SANTUÁRIO

A transformação de sua mesa demora apenas cinco minutos. Alguns objetos bem escolhidos podem transformá-la de mero local de trabalho em santuário de criatividade, inspiração e prazer profissional. Escolha objetos que tenham um significado importante para você. Veja algumas sugestões:

★ *Cristais – são bonitos e aumentam a energia. Coloque-os ao lado do computador ou nas bordas da mesa. Os diferentes tipos têm qualidades específicas: a citrina dá confiança, otimismo e chama dinheiro; o quartzo rosa cria harmonia; a hematita ajuda a tomar decisões; a cornalina dá motivação; o olho-de-tigre ajuda na criatividade; o jade aumenta a concentração e coloca as coisas em nova perspectiva.*

★ *Uma vela ou lamparina ajudam a concentrar a mente e a enfocar as coisas com mais precisão.*

★ *Plantas e flores trazem vida e energia, são ótimas no Feng Shui e protegem seu ambiente (pp. 62-63).*

★ *Estátuas e estatuetas: o Buda inspira serenidade; uma deusa o liga ao chão; uma Shiva dançarina traz energia; o deus egípcio Thot ajuda na sabedoria.*

★ *Pedras, pedaços de madeira, conchas e penas bonitas – todos representam a beleza da natureza.*

★ *Fotografias ou cartões-postais, emoldurados, de pessoas, locais ou objetos que o inspirem. Você também pode emoldurar frases ou pensamentos de que goste.*

★ *Um saco de pedras Runa, o I Ching ou cartas de tarô, para consultar sempre que precisar.*

★ *Sua própria caneca ou xícara sobre um pires. Coloque sua água em uma bela garrafa e beba em um copo especial.*

2 *Verifique sua agenda. O que você precisa fazer amanhã? Faça uma lista de todas as reuniões e tarefas que precisa finalizar. Haverá algum aniversário ou evento importante? O que você precisa planejar para o horário de almoço?*
3 *Estabeleça os itens mais importantes do dia. Use uma agenda de mesa dividida em horas – ou desenhe seu planejamento para o dia. Antes de mais nada, anote as reuniões e encontros. Lembre-se de marcar as viagens. Agora, veja as tarefas que precisa executar. Determine quanto tempo elas irão demorar – mas seja realista. Programe seu tempo para as mais importantes – em ordem decrescente.*
4 *Tente programar um tempo para si mesmo – pode ser cinco minutos para ioga e relaxamento (ou qualquer uma das técnicas deste livro) – ou trabalhe naquele projeto mais demorado.*
5 *Faça uma lista para o "tempo que ficar sobrando". Anote todas as coisas que você precisa fazer – telefonemas, cartas, compras, atualização de arquivos. Coloque essa lista em um dos lados de sua mesa.*
6 *Saia do escritório. Agora, você pode sair do trabalho sabendo que o dia seguinte está bem organizado. Relaxe – tudo já está preparado.*
7 *No dia seguinte: tente seguir seu programa à risca. Se tiver dez minutos sobrando antes de sua próxima tarefa, empregue-os na lista do passo 5 – ou faça uma das técnicas energéticas deste livro. Parabéns – você organizou seu tempo!*

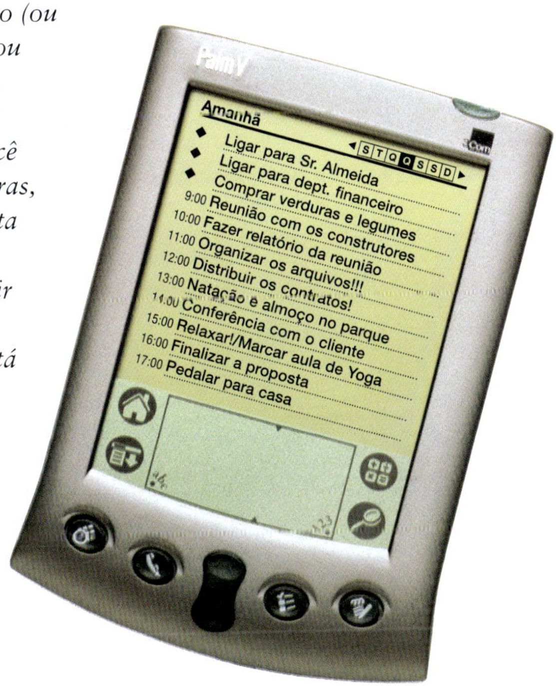
Palm V
Amanhã
S T Q Q S S D
Ligar para Sr. Almeida
Ligar para dept. financeiro
Comprar verduras e legumes
9:00 Reunião com os construtores
10:00 Fazer relatório da reunião
11:00 Organizar os arquivos!!!
12:00 Distribuir os contratos!
13:00 Natação e almoço no parque
14:00 Conferência com o cliente
15:00 Relaxar!/Marcar aula de Yoga
16:00 Finalizar a proposta
17:00 Pedalar para casa

Solte as amarras e faça uma pausa

O trabalho terminou, então, por que ainda está pensando nele? Se acha que ainda está mentalmente no escritório, mas já está em casa, precisa cortar as amarras. Alongamento e técnicas de respiração da ioga ajudam a revitalizar corpo e alma.

ALONGUE-SE E ESQUEÇA SEU DIA

Tire os sapatos e alongue os dedos dos pés. Tire o casaco e qualquer acessório que o prenda, como cintos ou jóias. Encontre um lugar tranqüilo e com espaço suficiente para você se alongar.

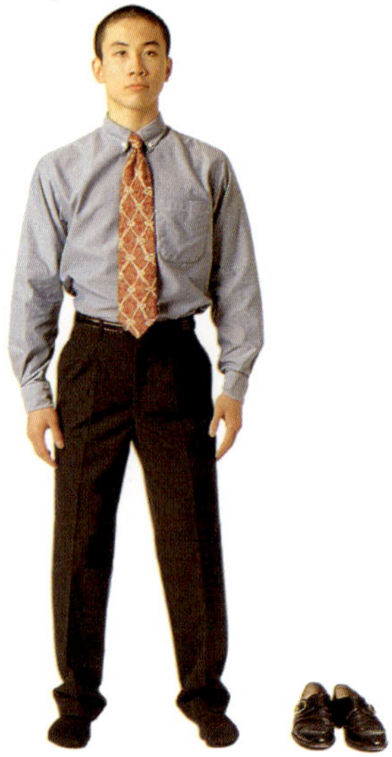

1 *Comece ficando em pé na posição básica (veja o chi kung, p. 16).*

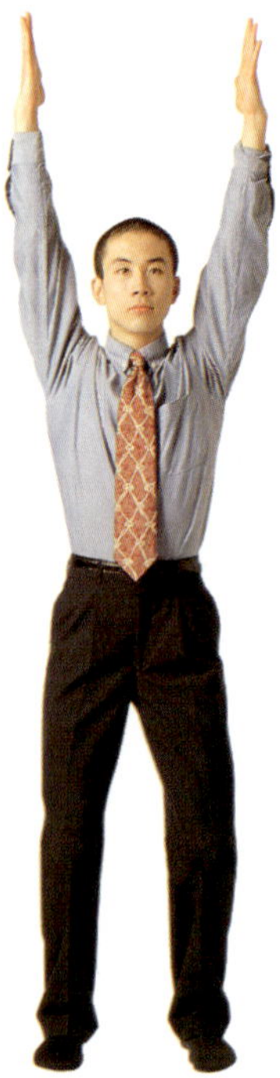

2 *Feche a boca e inspire rapidamente pelo nariz, como se estivesse cheirando algo. Ao mesmo tempo, coloque os braços à frente do peito e depois estique-os para cima (como se estivesse dizendo "Eu me rendo").*

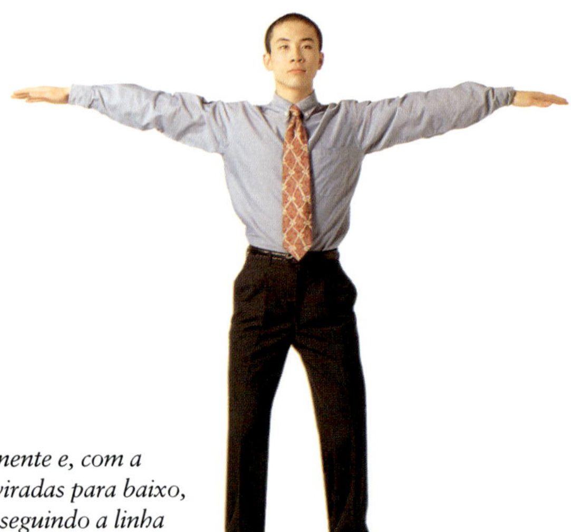

3 *Respire rapidamente e, com a palma das mãos viradas para baixo, estique os braços seguindo a linha dos ombros com um movimento (como se você fosse um maestro).*

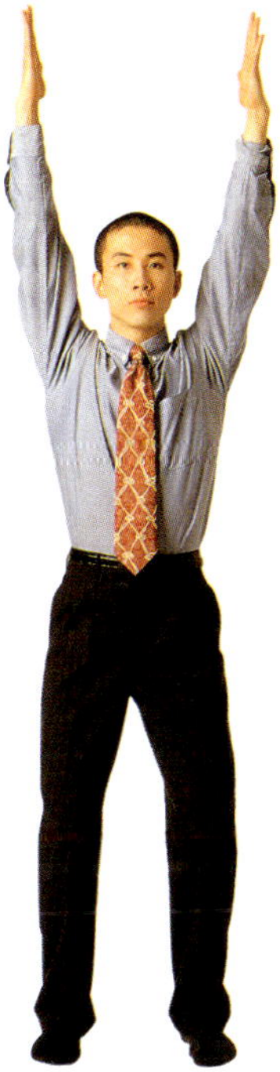

4 *Agora, respire rapidamente enquanto ergue novamente os braços.*

5 *Respire pela boca e diga "ah" bem alto, ao mesmo tempo em que joga os braços para baixo. Incline o tronco e os joelhos, de forma que você aproxime a cabeça do chão e fique parecendo um boneco de pano. Relaxe a cabeça, o pescoço, os ombros, os braços e as mãos.*

Inspire pelo nariz, enquanto sobe o corpo para a posição original, trazendo os braços nas laterais do tronco.

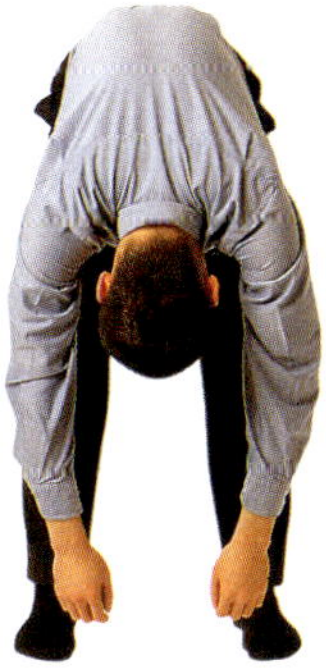

6 *Repita os passos 2 a 5 várias vezes, deixando os movimentos fluírem de forma fácil e suave. Seus gestos devem ser os mais expansivos possível. Imagine que você está jogando fora todas as preocupações do dia enquanto movimenta os braços – para cima, para os lados, na direção do chão. Elimine toda a tensão. Liberte-se.*

Finalmente, volte à posição inicial e feche os olhos. Verifique sua energia. Sua mente deve estar clara e seu corpo revigorado, ambos prontos para a noite que se aproxima.

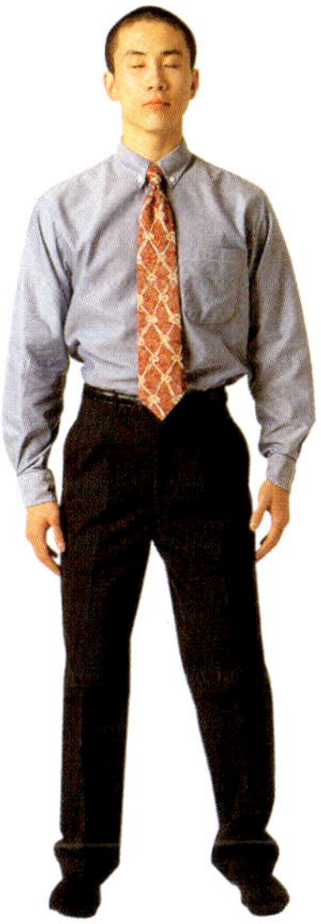

Transforme seu humor

Siga um ritual simples e curto para ajudar a transformar seu estado de espírito quando chegar em casa: ele conscientiza sua mente de que o trabalho acabou e de que, agora, a noite é sua.

RITUAL AO CHEGAR EM CASA

1 Enquanto você passa pela porta, tome consciência de que está saindo do mundo externo e entrando no interno. Pendure o casaco, guarde a pasta, tire os sapatos – calce chinelos ou ande descalço.

2 Tome um banho renovador. Coloque algumas gotas de óleo de lavanda na bucha (não use no início da gravidez). Ou então, experimente a bergamota (mas tome cuidado se sua pele for sensível). Durante o banho, imagine que está lavando todo o estresse que passou durante o dia. Você sairá do chuveiro totalmente diferente.

3 Escolha roupas confortáveis, que combinem com seu estilo "caseiro". Se você não for sair, escolha roupas soltas e casuais. Caso contrário, experimente usar algo que mostre sua verdadeira personalidade. Expresse seus sentimentos.

4 Olhe-se no espelho e diga para si mesmo "Eu me amo, eu me aprovo" várias vezes.

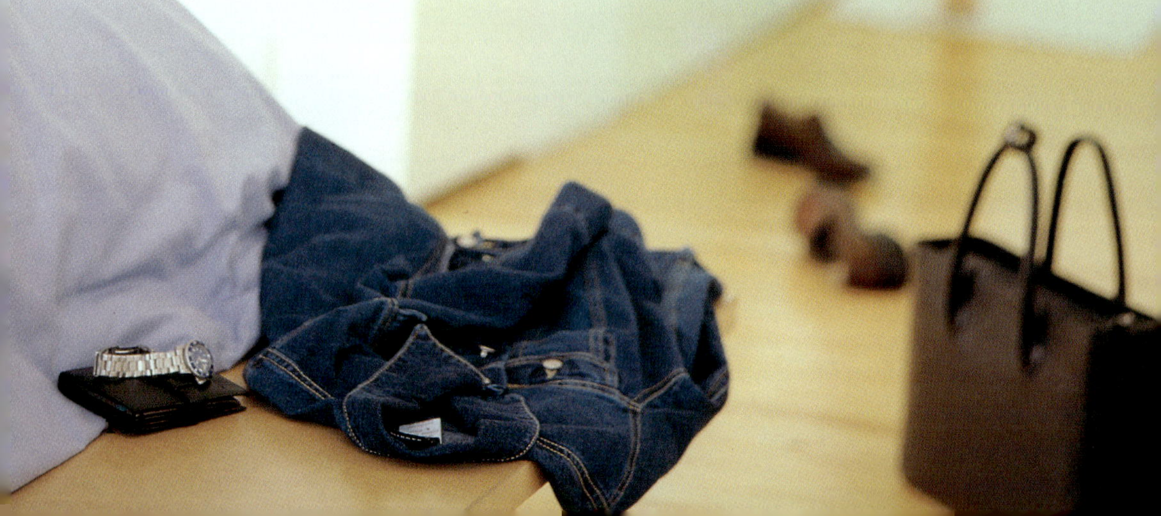

Elimine os efeitos de um dia ruim

Depois de um dia ruim, acalme-se com essas técnicas de exercício e toque, baseadas no Reiki, uma forma de cura espiritual japonesa. Use esses exercícios para se sentir mais concentrado, calmo e relaxado, ou para eliminar os sentimentos negativos.

RELAXAMENTO REIKI

1 *Deite-se de costas em uma posição confortável e feche os olhos. Comece a prestar atenção em sua respiração e siga seu ritmo, percebendo o ar entrando e saindo.*

2 *Agora coloque as mãos sobre o corpo, em qualquer lugar que desejar ou sentir tensão. Use sua intuição para localizar a área do corpo que mais precisa de relaxamento.*

3 *Agora, direcione sua respiração para esse local. Imagine que o fôlego percorre todo seu corpo até ele. Visualize sua respiração como se fosse a Energia Vital do Universo, que está fluindo através de você. Imagine-a se acumulando e expandindo sob suas mãos. Perceba a sensação de relaxamento e paz que gradualmente se espalha desde o local que está abaixo de suas mãos por todo seu corpo.*

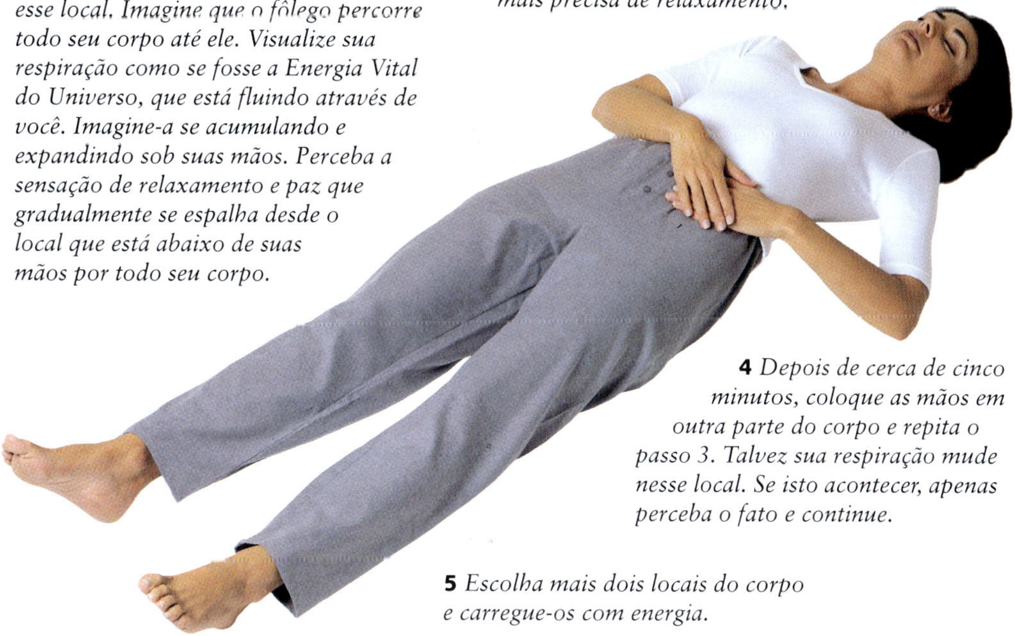

4 *Depois de cerca de cinco minutos, coloque as mãos em outra parte do corpo e repita o passo 3. Talvez sua respiração mude nesse local. Se isto acontecer, apenas perceba o fato e continue.*

5 *Escolha mais dois locais do corpo e carregue-os com energia.*

6 *Abra os olhos lentamente, faça um alongamento e volte à consciência normal.*

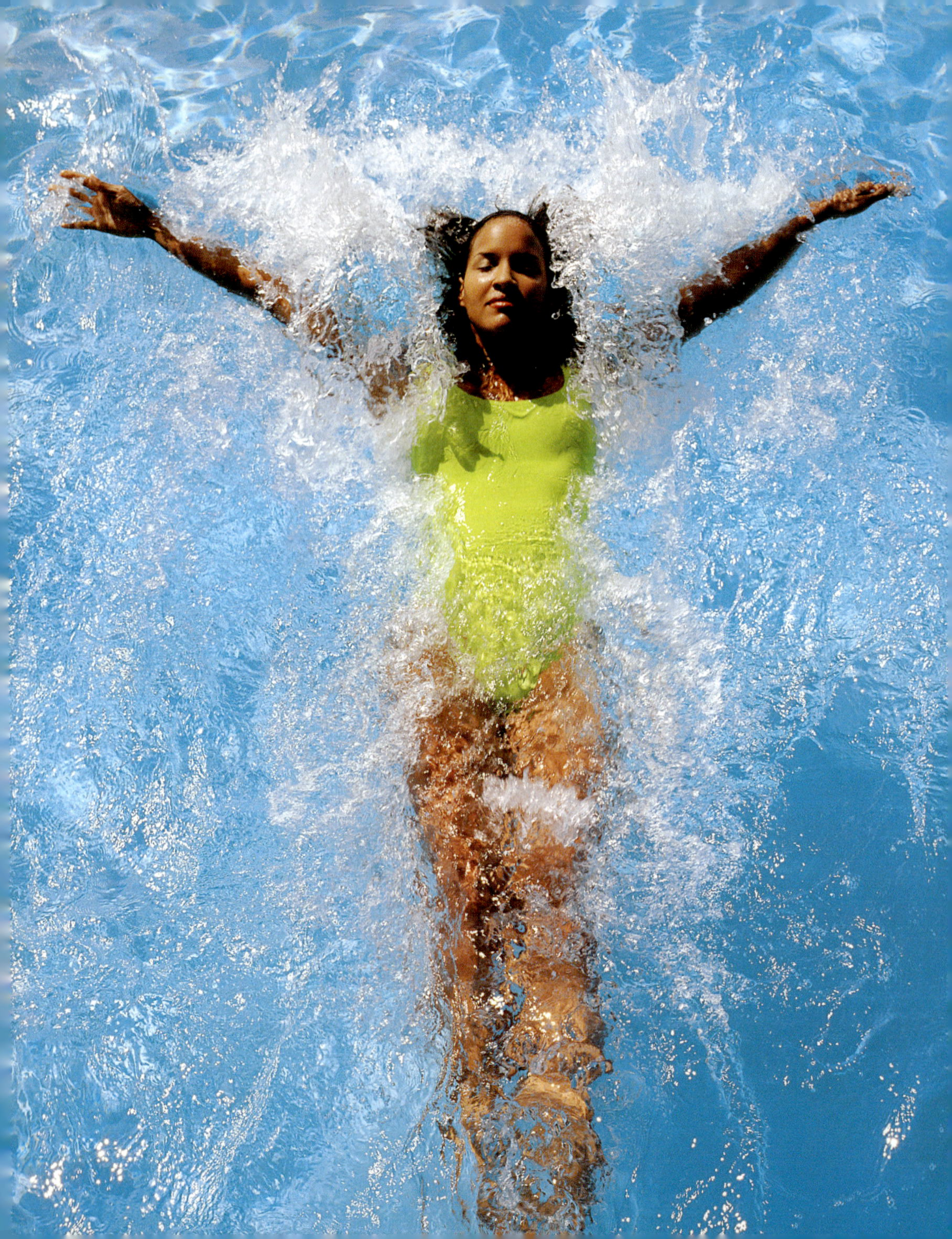

CAPÍTULO OITO

Um tempo para você

Você já chegou em casa e a noite, ou talvez o final de semana, estão aí. O que você irá fazer? Como aproveitará seu tempo livre? Se você for sair, este capítulo o ajuda a colocar-se no estado de espírito mais correto. Se você espera por romance, existem até dicas de Feng Shui para criar a atmosfera perfeita para uma refeição íntima – garantido para fazer seu parceiro entrar no clima.

Se, por outro lado, você planeja ficar em casa, resista à vontade de ficar na frente da TV a noite toda – se enfiar no sofá não ajuda em nada seu nível de energia. Em vez disso, aproveite o momento para descobrir algumas verdades ainda não reveladas sobre você mesmo; sua criatividade pode ser despertada e você pode enfrentar seus problemas. Os benefícios serão imensos.

O processo também é muito divertido. Não estou sugerindo que você passe horas envolvido em uma auto-análise, mas sim maneiras interessantes de desvendar seu subconsciente. A dança o faz entrar em contato com suas sensações e emoções mais internas. Se você nunca pintou, experimente a terapia da arte – expressar seus sentimentos com tinta pode ser uma atividade terapêutica e reveladora. Você não precisa ser um artista – na realidade, quanto menos talentoso for, mais imediatos os resultados serão!

Você não precisa passar a noite ou o final de semana inteiros envolvido nessas atividades – a menos que queira. Algumas oferecem resultados rápidos. No final da noite, ou antes do almoço do domingo, você pode ter descoberto qual é seu programa de exercícios ideal, baseado nos princípios da sabedoria Ayurveda, ou então reavaliado sua dieta conforme os ensinamentos da medicina tibetana.

Use técnicas de criatividade na escrita, para entrar em contato com seus sentimentos e examinar seu passado; você poderá começar a escrever aquele romance que tanto deseja ou acabará descobrindo que a causa de seu problema de peso está na infância.

Alimente seus humores

Você está com vontade de sair ou de ficar em casa? O alimento que você consome afeta diretamente seu estado de espírito. Portanto, se planeja sair, precisará de uma refeição energética; se for ficar em casa, é melhor comer algo que o ajude a relaxar.

UM JANTAR QUE ACALMA E CONFORTA

Para se acalmar depois de um dia estressante, escolha alimentos ricos em carboidratos, com pouca proteína e gordura. Um exemplo típico seria:

- Sopa de feijão branco (veja à direita).
- Salada verde mista (calmante).
- Pão de milho (reduz o estresse e induz ao relaxamento).

Se você sentir fome antes de dormir, faça um lanche simples para induzir o relaxamento e o sono – cereais integrais com leite semidesnatado ou desnatado são ideais.

UM BANHO DE ENERGIA

Você está se preparando para uma noite fora de casa – mas quer se sentir alerta no cinema ou ter energia suficiente para dançar a noite inteira. Escolha uma refeição leve e energética ou um lanche cheio de nutrientes – rico em proteínas, com pouca gordura e com carboidratos complexos balanceados. Por exemplo:

- Salada de peito de peru ou salada quente de frango (veja à direita) com folhas verdes, uvas e amêndoas, OU
- Sopa de lentilha com cebola, tomate e alho – servida com uma pequena porção de arroz integral, OU
- Fritada de frutos do mar (evite se estiver grávida).
- Termine com uma fruta fresca, salada de frutas (veja à direita) ou um suco de frutas.

Veja as receitas no Anexo (pp. 152-153).

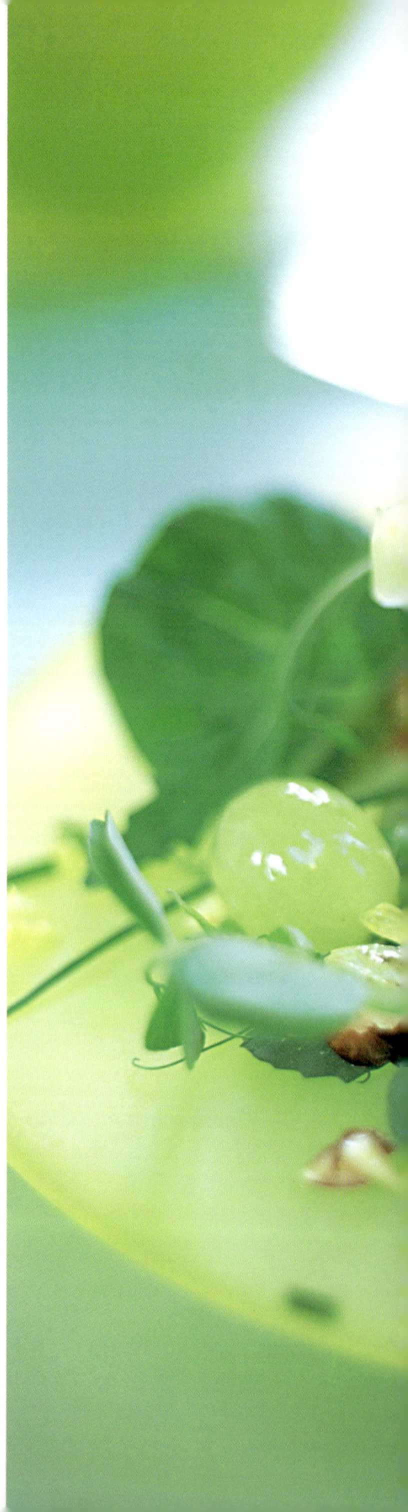

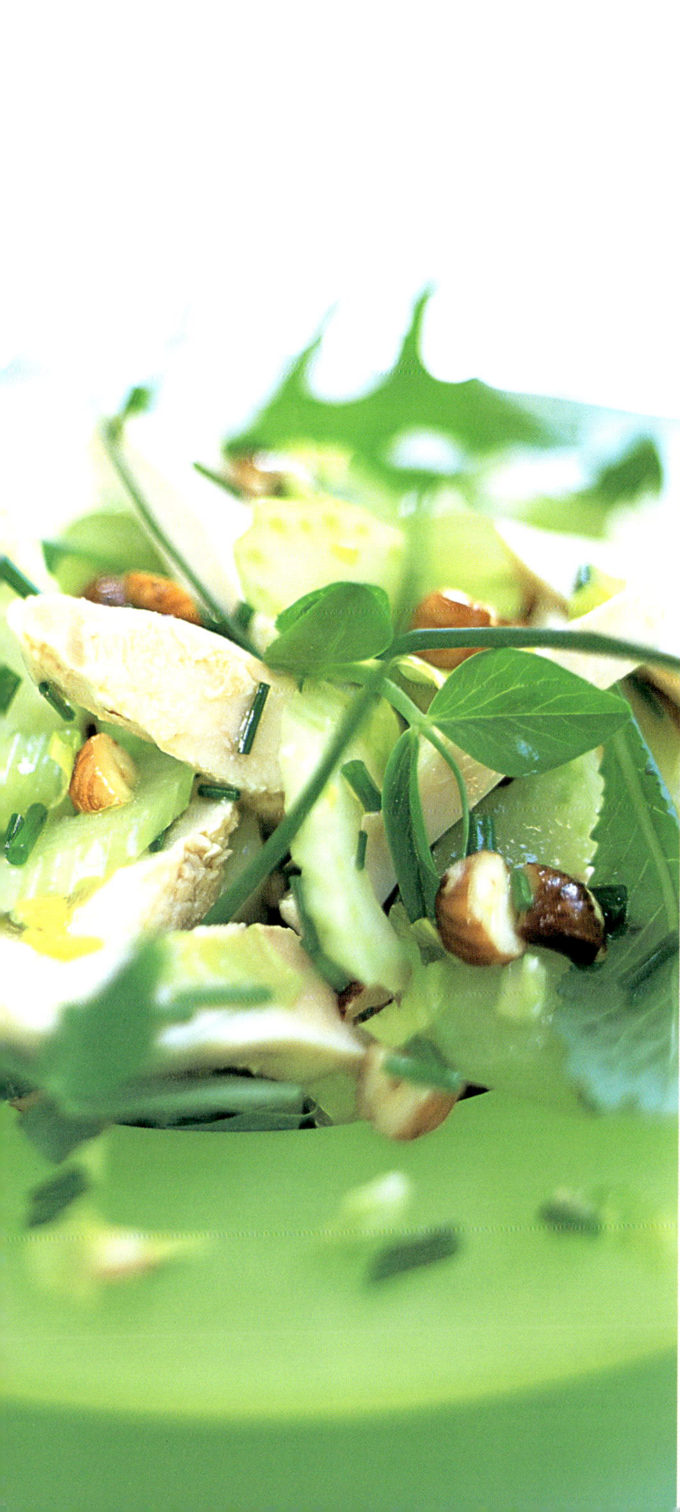

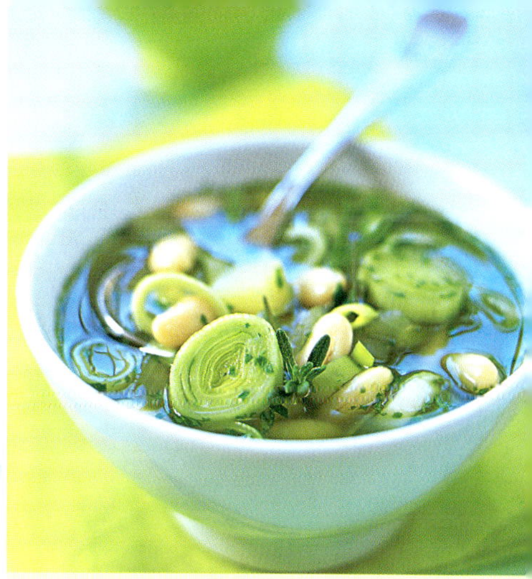

REFEIÇÕES QUE INTERFEREM NO ESTADO DE ESPÍRITO

A sopa de feijões brancos (acima) é um prato que acalma e relaxa. Os feijões e o alho ajudam a combater a depressão, enquanto os legumes, cebolas e batatas aliviam a ansiedade.

A salada quente de frango (esquerda) dá um banho de energia, assim como a salada de frutas frescas (abaixo).

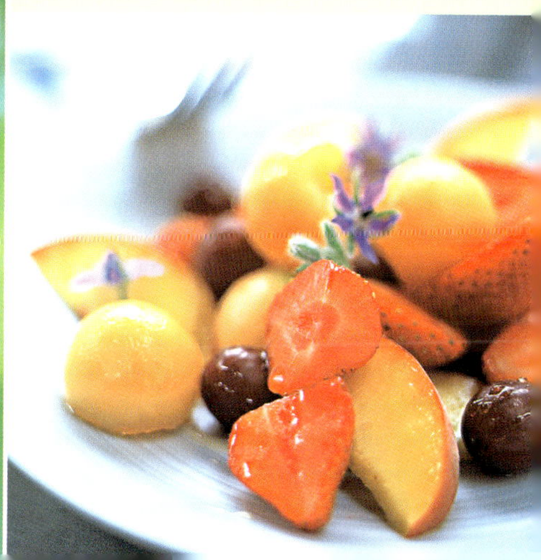

Prepare-se para se divertir

A dança libera o corpo e a mente. Ela trabalha diretamente com suas emoções e o coloca em contato com seus sentimentos mais profundos e pensamentos mais escondidos. A biodança é uma terapia na qual todos os exercícios, junto com a música que os acompanha, são cuidadosamente planejados para que causem um efeito fisiológico preciso. Essa aula de biodança o enche de energia e prepara seu estado de espírito para a diversão.

AULA DE DANÇA EM CASA

1 *Ande pela sala, sentindo-se ligado a seu corpo. Sinta os pés firmemente unidos ao chão; deixe os braços balançarem naturalmente e mantenha a cabeça erguida. Gradualmente, faça movimentos mais fluidos, vitais e exuberantes.*

2 *Coloque uma música de tenha uma melodia forte, mas fluida. Dance da forma que escolher, mas preste atenção na área do peito e do coração e dance concentrando-se nela.*

3 *Mude a música para algo com um ritmo mais firme e deixe a região pélvica orientar os movimentos.*

4 *Mantenha essa música rítmica e brinque com a descoberta de sua "própria dança". Esqueça as noções de como os passos de dança devem ser; não se preocupe se os movimentos estão certos ou não. Permita que a música dance com você; pule no ar ou role no chão – não importa!*

5 *Agora, tente "dar" sua dança a outra pessoa. Ele fica sentado no chão e a "recebe", enquanto você dança para ele. Se você estiver sozinho, imagine que está dançando para alguém especial e finja que ele está sentado a sua frente. Mantenha o contato visual durante todo o exercício. Depois, troque de lugar com ele e "receba" a dança dele.*

Uma vez que você tenha descoberto sua "própria dança", tente "dá-la" para outra pessoa. Essa atividade é divertida e muito recompensadora.

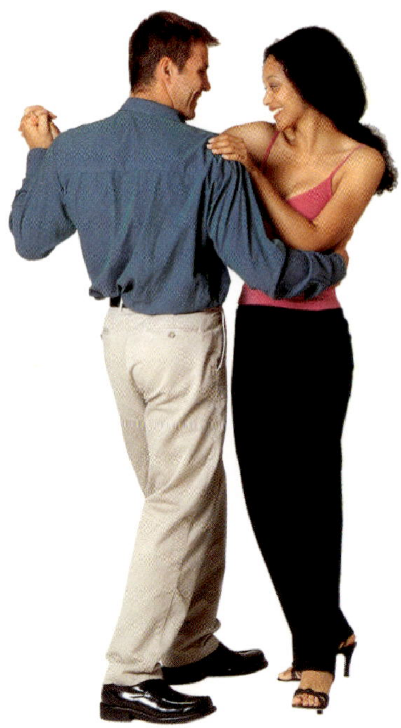

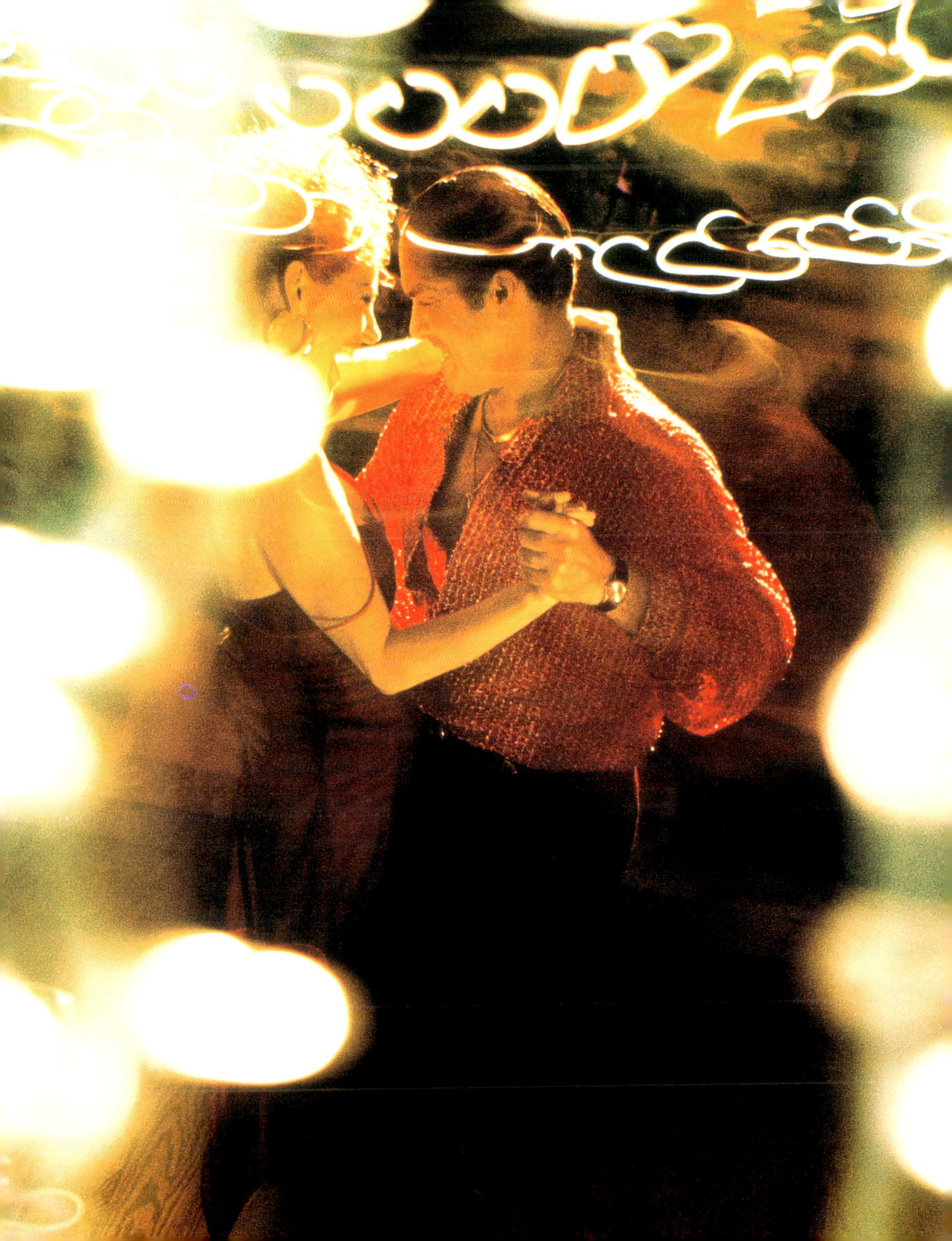

Resolva seus problemas

A pintura e o desenho podem parecer brincadeira de criança, mas usar um lápis ou um pincel pode ser a melhor coisa que você já fez em sua vida adulta. Você não precisa ser nenhum Picasso: os terapeutas insistem que o simples ato de fazer marcas em um papel pode ser um processo terapêutico – e revelador.

A TERAPIA DA ARTE EM SUA FORMA MAIS LIVRE

1 *Olhe para as tintas (ou canetas, lápis etc.). De que cores você gosta mais? Não racionalize, apenas siga seus instintos. Coloque-as na paleta.*
2 *Pegue um pincel ou uma espátula e comece a pintar. Você pode saber exatamente o que quer desenhar, ou então pode apenas fazer marcas no papel. Não critique o trabalho – apenas faça o que parece mais certo.*
3 *Continue pintando e veja que imagens vão surgindo. Às vezes, formas inesperadas aparecem no trabalho. Do que elas o fazem lembrar?*
4 *Você pode querer sentar-se e ficar olhando seu trabalho. O que ele lhe diz? Ele mostra mais coisas sobre o que você acha ou sente em relação à vida? Quais os temas e questões que ele lhe traz? Mesmo que a resposta seja "uma bagunça", talvez faça uma correspondência com sua vida.*
5 *Como você se sente depois de pintar? Preste atenção a qualquer dor, desconforto ou sentimento.*
6 *Tente dialogar com sua pintura. "Fale" ou escreva para as imagens que ela contém. O que elas respondem?*
7 *E agora, você sente vontade de fazer outra pintura? Em caso positivo, vá em frente. Se não, coloque uma data na pintura e guarde-a – examine-a novamente dentro de uma semana ou mais e veja se novas idéias vêm a sua mente.*

COMO COMEÇAR

Se você achar difícil começar, experimente essas sugestões:
★ *Pinte com sua mão não dominante – esse ato elimina totalmente a influência consciente da mente.*
★ *Tente pintar ouvindo música. Coloque uma música que o emocione e veja o que acontece.*
★ *Tente pintar de olhos vendados! Você ficará surpreso com os resultados.*

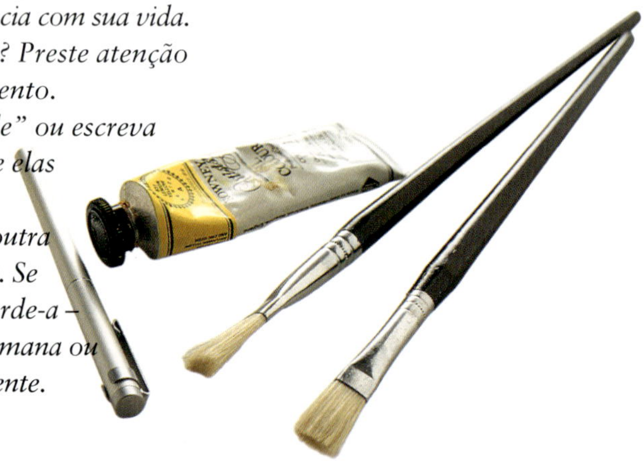

Libere a criatividade

A escrita pode ser uma forma potente de autocura, esclarecendo o passado e nos ajudando a compreender o presente. Escrever livremente libera bloqueios emocionais, aumenta a criatividade e nos ajuda em quase todas as áreas de nossa vida.

FAÇA CONTATO COM OS SENTIMENTOS

1 Escolha uma das linhas seguintes e continue a frase: "Eu quero...", "Eu não quero...", "Eu gostaria de ...", "Em um mundo ideal...".

2 Depois, escreva a mesma linha e complete-a de forma diferente. Continue assim por cinco minutos. Não pense ou faça julgamentos – apenas escreva o que vier à cabeça. A repetição ajuda a liberar o sentimentos – você pode encontrar algumas surpresas.

REVELANDO O SUBCONSCIENTE

A associação livre – anotar as primeiras palavras que vêm a sua mente e depois segui-las por onde quer que elas o levem – permite que seus sentimentos mais profundos venham à superfície. Não fique tentado a pensar no que está escrevendo. Não importa se o que você escreve parece trivial ou tolo. Se alguns sentimentos pessoais, particulares, incertos ou difíceis vierem à tona, não os reprima: escreva. Você não tem que mostrar isso para ninguém.

Existem várias formas de começar. Você pode começar a escrever durante cinco minutos, a partir de um destes inícios:

"Eu nunca me esquecerei..."
"Tudo que eu queria na minha vida era..."
"A coisa que eu mais odiei foi..."
"Se eu fosse realmente honesto..."

DESPERTE SUA MEMÓRIA

Este exercício permite a velhos sentimentos, talvez dolorosos, virem à tona de forma segura.

★ *Escreva sobre algo de seu passado – um brinquedo, um animal, ou um local do qual você se lembre bem.*

★ *Use uma fotografia antiga para desencadear o que você irá escrever sobre seu passado. Lembre-se de como era a vida naquela época. Quem eram seus amigos? Como vivia? Como se sentia?*

★ *Escreva um perfil de alguém – um parente que já morreu, um amigo, uma professora...*

Descubra o seu exercício ideal

Descubra um tipo de exercício do qual você realmente goste e para o qual tenha talento. O exercício não apenas tonifica o corpo, mas também ajuda a mente. O segredo de um exercício bem executado é descobrir algo de que você realmente goste. O Ayurveda, uma antiga medicina indiana do corpo e da mente, pode ajudar porque nos divide em três tipos básicos de personalidade. Examine a tabela à direita e descubra qual é seu tipo.

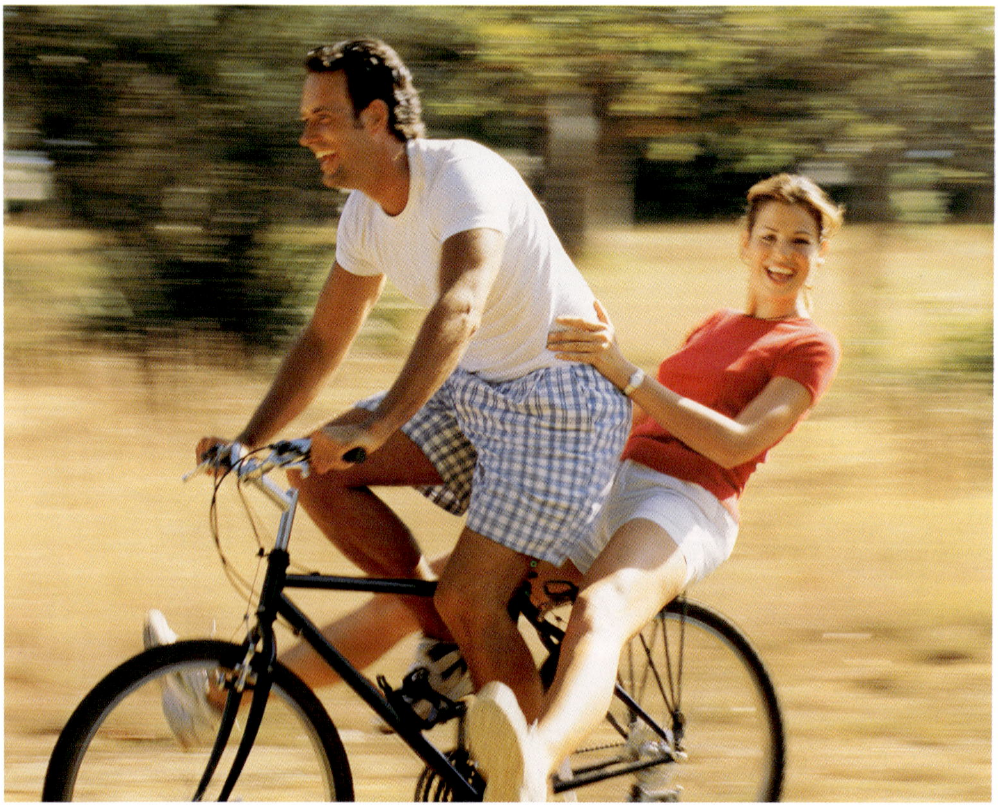

O AYURVEDA E OS EXERCÍCIOS

A tabela abaixo o ajuda a identificar a qual dos três tipos Ayurvédicos você pertence – vata (ar), pitta (fogo) ou kapha (terra). Os esportes citados na coluna de "tendências naturais" são os que mais se adaptam a você. Para equilibrar sua natureza, experimente um dos exercícios da coluna dos "esportes para o equilíbrio".

TIPO	VATA	PITTA	KAPHA
DESCRIÇÃO	*Corpo pequeno e agitado, com mente ativa. Você fala muito, faz muitas perguntas e não consegue parar quieto. Rápido, leve e ágil, você não é muito muscular e não tem muita resistência.*	*Veemente, agressivo, competitivo e vocal, você sempre tende a assumir a liderança. Geralmente, você é forte, de tamanho médio e bem coordenado.*	*Os kaphas geralmente são mais pesados do que os Vatas e Pittas, com corpos fortes e muita resistência. Você se movimenta e fala devagar e é dócil por natureza.*
TENDÊNCIAS NATURAIS	*Corridas longas ou curtas e esportes com corrida (obstáculos, salto a distância, salto em altura, arremessos)*	*Quanto mais competitivo o esporte, melhor (por exemplo, tênis, squash etc.)*	*Esportes que exijam resistência e força. Você se dá muito bem com esportes de equipe e luta pela motivação dos outros.*
ESPORTES PARA O EQUILÍBRIO	*Qualquer coisa que acalme e relaxe sua natureza agitada. Corrida e aeróbica de baixo impacto, caminhadas curtas ou longas, ciclismo e natação.*	*Qualquer coisa que não envolva competição intensa. Ciclismo, natação, esqui ou golfe, mas também ioga, tai chi e chi kung.*	*Você precisa acelerar o ritmo e se animar; então, pratique qualquer esporte rápido que exija resistência, como tênis, remo, corrida ou aeróbica, excelentes para o kapha.*

Equilibre sua dieta com a medicina tibetana

A medicina tibetana especifica três temperamentos – ar, bile e fleuma – e cada um de nós tem predisposição a um deles (veja a tabela ao lado). O ar controla a respiração, a fala e a atividade muscular, assim como o sistema nervoso, os processos mentais e a atitude emocional. A bile trabalha o calor do corpo, o fígado e o trato digestivo, enquanto a fleuma controla a quantidade de muco no corpo e regula o sistema imunológico.

Durante o diagnóstico do desequilíbrio dos temperamentos, o médico tibetano estuda a pulsação. Um médico experiente pode identificar até 95% de todas as doenças conhecidas apenas pela pulsação; na realidade, alguns deles conseguem até antecipar a expectativa de vida de um indivíduo medindo este sinal vital. O médico tibetano normalmente pede uma amostra de urina para confirmar o diagnóstico e analisa a cor, o odor, a sedimentação e a presença de bolhas. O formato, a cor e a textura da língua também são significativos.

Depois, o médico tibetano faz várias perguntas em relação ao estilo de vida, comportamento e dieta e normalmente recomenda modificações nesses três aspectos, dependendo do desequilíbrio dos temperamentos. A dieta é de particular importância, já que todos os alimentos afetam o humor de formas diferentes e cada um deles pode causar ou exacerbar o domínio do ar, da bile ou da fleuma. O médico tibetano também o aconselha como comer, quando e quanto.

Use a tabela da página ao lado para descobrir que alimentos são mais adequados para você. Tente seguir os conselhos para seu humor predominante, a fim de se manter saudável e disposto – aumentando sua energia e bem-estar.

QUAL É SEU TIPO TIBETANO?

Identifique seu tipo comparando os sintomas, aos quais você tem tendência, com um dos temperamentos abaixo. Colete urina em recipiente limpo, logo pela manhã. Verifique a aparência para confirmar qual é seu tipo (a análise da urina é um método clássico de diagnóstico tibetano). Depois, siga o regime alimentar recomendado para equilibrar sua saúde.

HUMOR	AR	BILE	FLEUMA
SINTOMAS	*Estresse, insônia, constipação, dor nas costas, pele seca. Tontura, tremores, suspiros, dor nos quadris e na escápula, zumbido nos ouvidos. Impaciência.*	*Sua muito e tem calor. Muita sede, gosto amargo na boca, dor no tronco. Febre, diarréia ou vômitos. Acorda animado e alegre, mas no meio do dia já está irritado.*	*Letargia, indigestão ou arrotos freqüentes, estômago distendido, pés frios. Dificuldade em perder peso. Tendência a dormir demais, adora uma soneca.*
URINA	*Aguada, quase transparente.*	*Amarela ou escura*	*Muito clara e turva*
REGIME ALIMENTAR	*Evite alimentos frios como saladas e sorvetes ou tome bebidas quentes antes das refeições (por exemplo, chá de gengibre). Baseie sua dieta em frango, caldo de carne, queijo, cebola, cenoura, alho e temperos, espinafre e verduras.*	*Alimentos frios e leves como saladas e iogurte e muita água fresca. Evite comidas quentes e temperadas, nozes, álcool e carne vermelha.*	*Melhore a digestão com gengibre (exceto no começo da gravidez), cardamomo, noz-moscada (use com moderação). Hortelã também ajuda (evite se estiver amamentando). Não coma muitas frutas ricas em açúcar se estiver tentando perder peso. Evite laticínios.*

Entregue-se ao romance

São necessárias mais do que uma boa comida e algumas velas para um jantar romântico: você precisa é da energia sutil do Feng Shui.

UMA MESA ÍNTIMA PARA O JANTAR

1 *Escolha uma mesa redonda de madeira que não seja muito grande: ela precisa parecer íntima.*
2 *Use uma toalha roxa, lilás ou violeta com uma textura diferente, como veludo ou seda.*
3 *Sente-se em um ângulo reto em relação ao parceiro, de forma que possam conversar facilmente.*
4 *A luz das velas é essencial. Escolha um castiçal com não mais de 8 cm de altura, para não criar nenhuma barreira. Coloque-o sobre um espelho pequeno e brilhante.*
5 *Coloque um vaso de flores no outro lado da mesa, de forma que ele não fique entre vocês. Escolha um vaso púrpura ou lilás e o enfeite com flores de perfume suave e romântico. Evite as flores ásperas e pontudas, com folhas ou pétalas que tenham espinhos.*
6 *Um balde para champanhe também ajuda no clima. As taças de cristal refletem a luz das velas e disseminam a energia benéfica.*
7 *Incorpore na mesa todos os cinco elementos tradicionais da filosofia chinesa – uma garrafa de vinho ou água (água), talheres (metal), velas ou iluminação normal (fogo), a mesa (madeira) e copos (terra). A inclusão de todos os elementos promove o equilíbrio.*
8 *Uma música suave de fundo é ótima, mas verifique se ela é adequada e se não vai interferir na conversa. Os clássicos ou o jazz suave são sempre uma boa escolha.*
9 *A iluminação deve ser difusa e equilibrada – você precisa ver o que está comendo, mas não sob uma luz muito forte ou exagerada.*

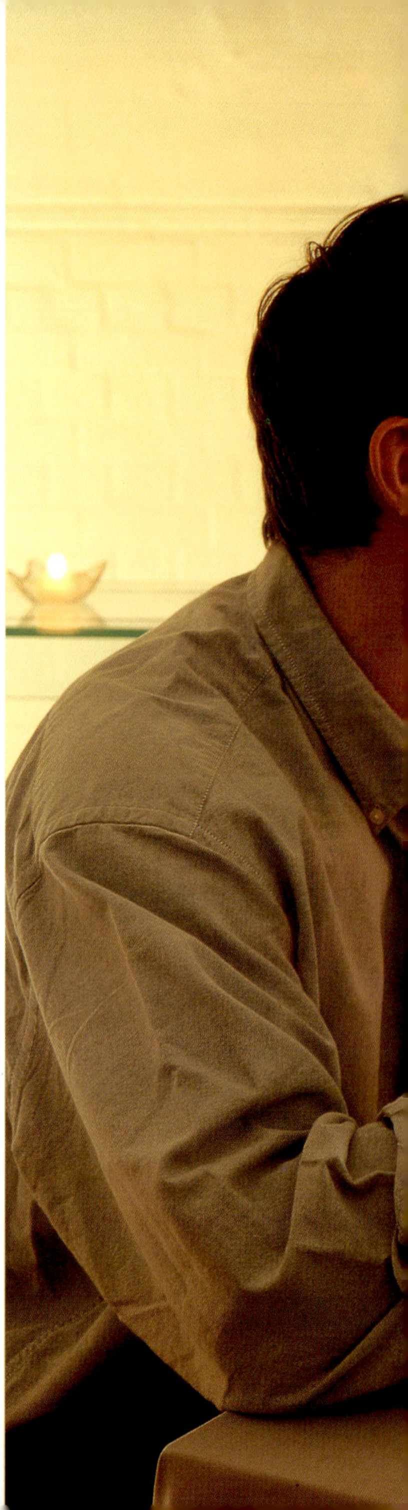

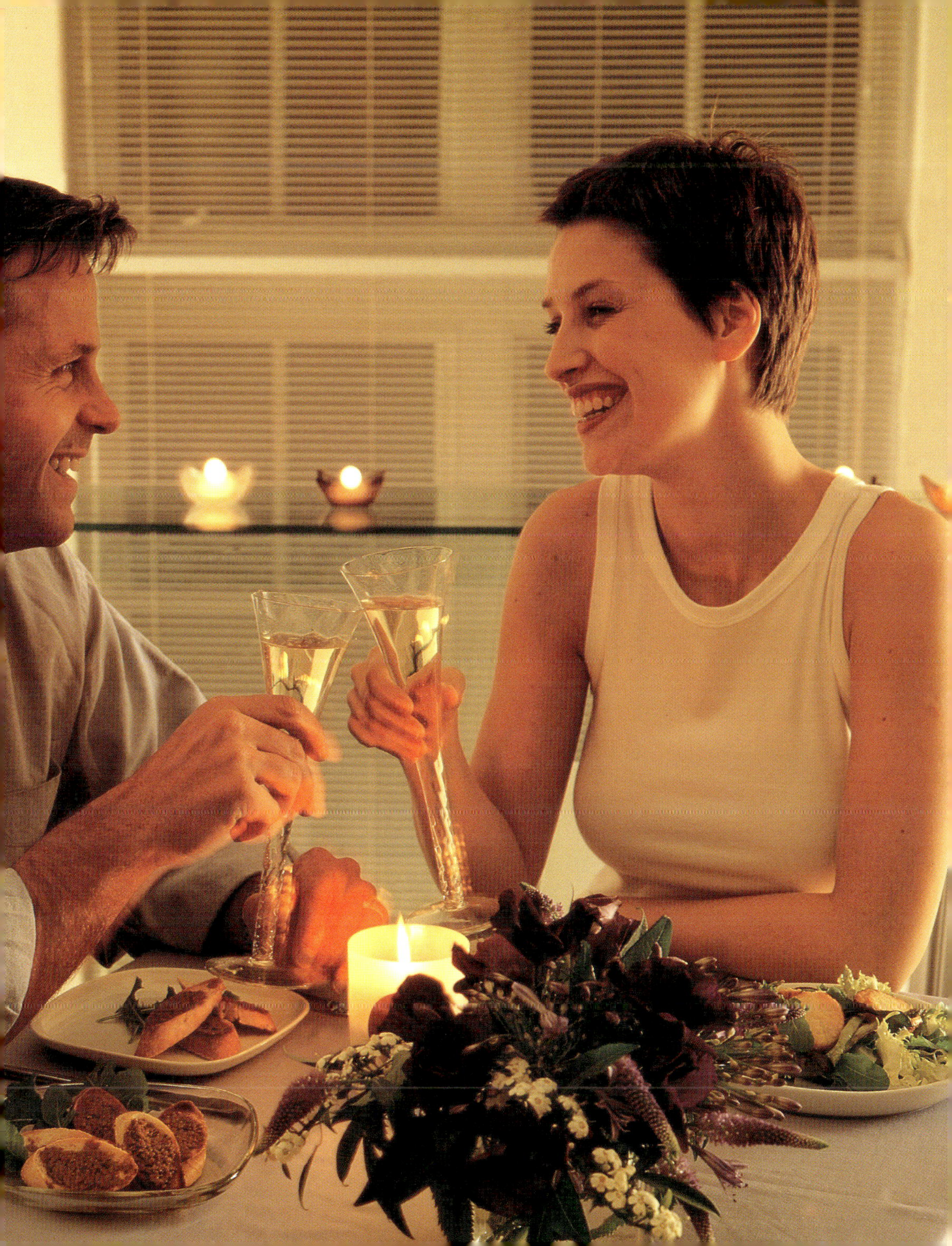

Busque a paz interior

Não há nada como a ioga para ajudá-lo a relaxar no final do dia. A ioga trabalha a mente e o corpo, acalmando os pensamentos e equilibrando a energia. Reserve cinco minutos para fazer essa série maravilhosa e entrar no clima da noite – independentemente do que fará depois.

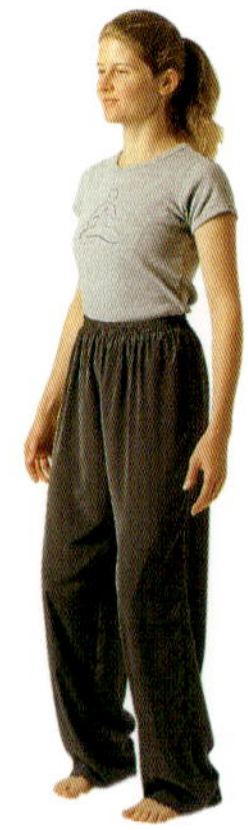

1 *Fique em pé na posição inicial básica (veja o chi kung, p. 16).*

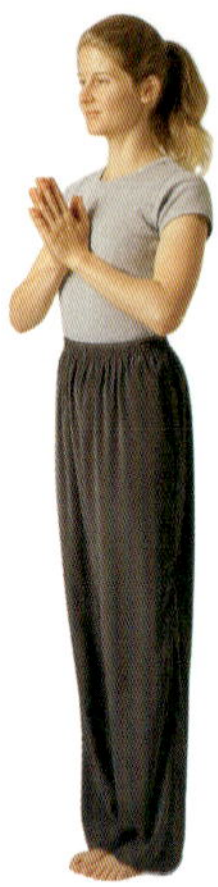

10 *Agora trabalhe com todos os passos de 8 a 1 e termine juntando as palmas das mãos na frente do peito, em um sinal de saudação.*

9 *Inspire suavemente e alongue o tronco afastando-o do chão, com a face virada para baixo. Depois estique os braços, empurrando o tronco para cima.*

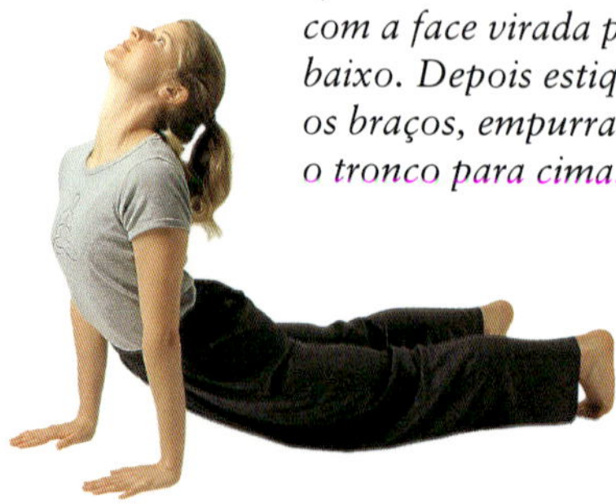

8 *Expire gentilmente e estique os braços e o tronco para trás, encostando as nádegas nos calcanhares. Encoste a testa no chão.*

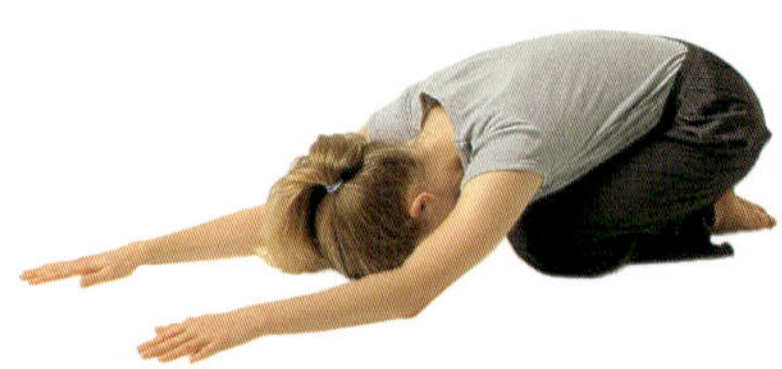

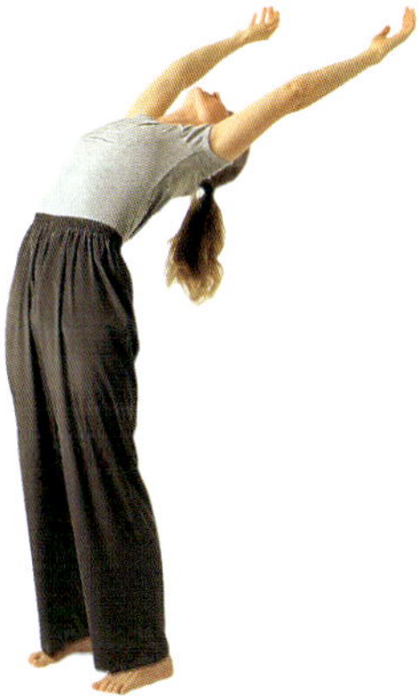

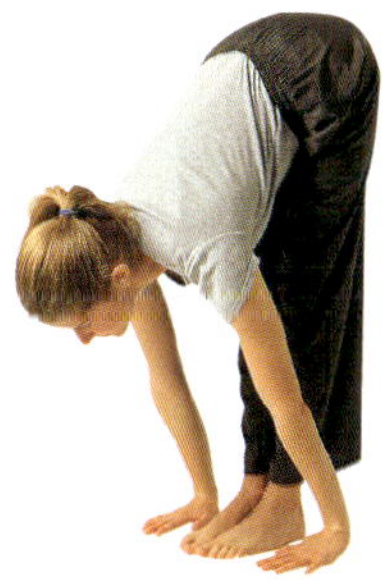

3 *Expire suavemente, trazendo os braços para a frente do corpo. Incline o tronco para a frente, sem dobrar as pernas, e encoste as palmas das mãos no chão.*

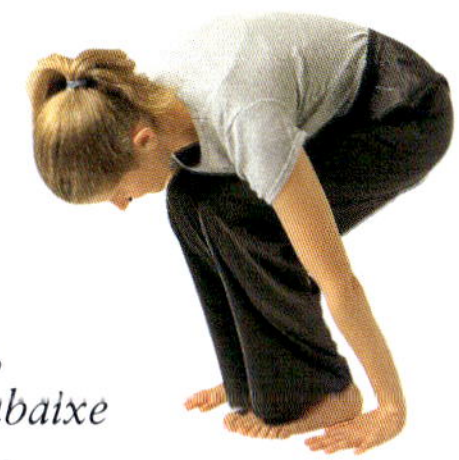

2 *Inspire suavemente e erga os braços sobre a cabeça, flexionando o tronco e a cabeça para trás o máximo que conseguir.*

4 *Inspire suavemente, flexione os joelhos e abaixe as nádegas lentamente, agachando. Expire.*

7 *Inspire suavemente e coloque o joelho direito no chão, ao lado do joelho esquerdo. Ainda de joelhos, erga os braços sobre a cabeça e incline o corpo para trás o máximo que conseguir.*

5 *Inspire suavemente. Estique a perna esquerda para trás, com o joelho encostado no chão. Erga os braços sobre a cabeça e incline o tronco para trás.*

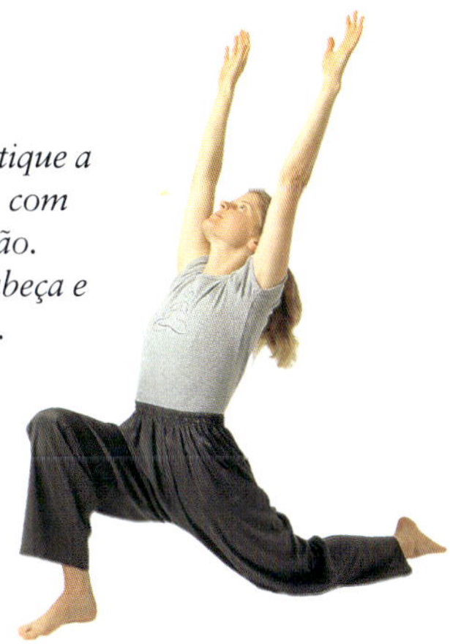

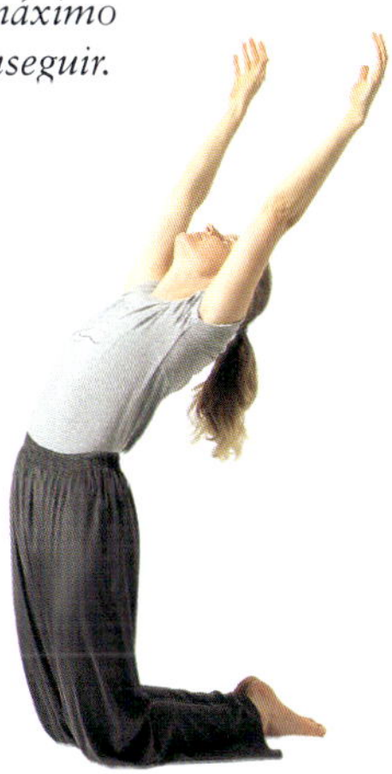

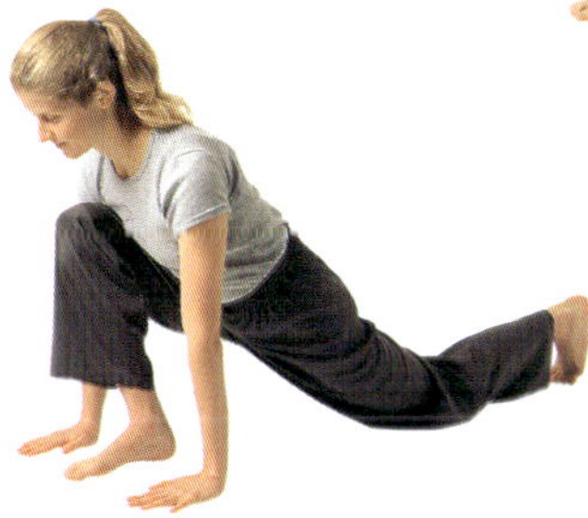

6 *Expire suavemente, colocando as palmas das mãos no chão, e estique o corpo para a frente o máximo que conseguir.*

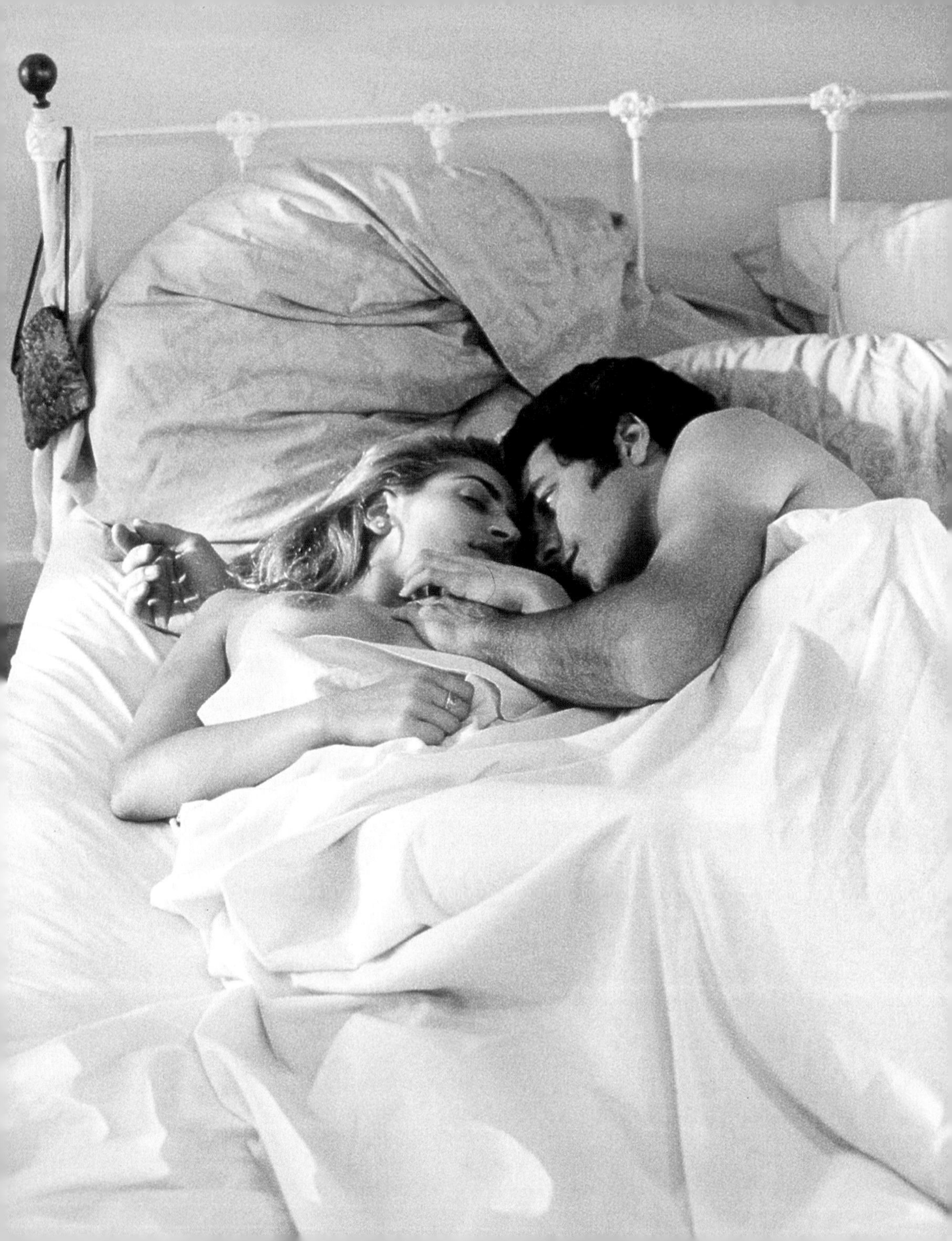

CAPÍTULO NOVE

O final do dia

O dia está chegando ao fim. Esse é o momento que você deseja diminuir sua energia lentamente, à medida que a hora de dormir se aproxima. Essa é uma hora de reflexão, agregação e de uma energia mais sutil e suave. Transforme a hora de dormir em um ritual – torne-a especial.

Antes de mais nada, você deve transformar seu quarto em um paraíso de paz e tranqüilidade, um santuário que o abraça. Ele deve ser um local íntimo para o qual você se retira e relaxa do estresse e das tensões do dia; um local de escape, restauração, sensualidade e sonhos.

Diminua seu ritmo perto da hora de dormir. Não escove os dentes e simplesmente pule na cama: dê a si mesmo o prazer de um longo banho, usando uma das receitas especiais para promover sonhos mais agradáveis – ou para cortar um resfriado.

Você está se sentindo preguiçoso e precisa desintoxicar o corpo? Use a energia terapêutica da água e o poder da hidroterapia para liberar do corpo as toxinas que se acumularam durante o dia.

Deite-se e desfrute de uma deliciosa massagem com seu parceiro ou, juntos, usem técnicas de reflexoterapia em uma massagem para os pés que acalma e relaxa.

Seu rosto ainda mostra preocupação? Aplique uma massagem facial rejuvenescedora em si mesmo – um *lifting* natural. Se você estiver no clima de intimidade e romance, aprenda a melhorar o sexo com um excitante e antigo ritual tântrico.

Se sua energia ainda está muito alta depois desse dia agitado, existem sugestões para você se preparar para o sono e não sofrer de insônia. Se você está tenso e estressado, acabe com a tensão em cinco minutos e logo seu corpo e sua mente estarão transformados. Por fim, enquanto mergulha no sono, aprenda a estimular os sonhos e use-os para ter mais paz e compreensão.

Durma bem e tenha bom sonhos.

Um sono profundo – o santuário do quarto

Transforme o seu quarto em um refúgio de calma e tranqüilidade e logo descobrirá que está dormindo mais profundamente; conseqüentemente, você também acordará mais renovado e cheio de energia. Seguindo regras simples do Feng Shui, a antiga arte chinesa do arranjo, você será capaz de relaxar depois de um dia difícil de trabalho.

LIVROS E ORNAMENTOS

Não ponha nenhuma estante no quarto – o peso de todos aqueles livros distrai a mente! Restrinja também a quantidade de objetos de decoração – poucos deles, quando bem escolhidos, são muito melhores do que toda uma coleção, que faz o quarto parecer muito cheio e ainda junta pó.

USE O FENG SHUI PARA TER UM QUARTO MELHOR

- Tire toda a bagunça do quarto – e a mantenha longe. Os psicólogos afirmam que se o ambiente está desorganizado, a mente não consegue relaxar. Em um nível subconsciente, você estará preocupado com a bagunça e as coisas que tem para fazer.
- Evite trabalhar no quarto. Se isso for impossível, coloque sua mesa atrás de um biombo, de forma que não fique se lembrando do trabalho enquanto estiver na cama.
- Limpe os armários regularmente – doe as roupas que você não quer ou não usa mais.
- Posicione sua cama de forma que você consiga ver a porta – é ideal que ela fique na diagonal oposta à porta. Não coloque a cabeceira da cama debaixo de uma janela ou corredor.
- Compre móveis (mesas e cadeiras) de madeira macia e arredondada – e evite bordas ou pontas agudas.
- Evite os espelhos grandes. Eles devem ser pequenos e preferivelmente redondos ou ovais. Não deixe que o espelho reflita a cama – ele pode causar insônia ou pesadelos.
- Escolha as cores com sabedoria – inclua tonalidades de rosa e vermelho para o romance, azul-claro para o relaxamento. As almofadas e velas podem ser vermelhas ou cor-de-rosa, mas fuja dos tons escuros e pesados.

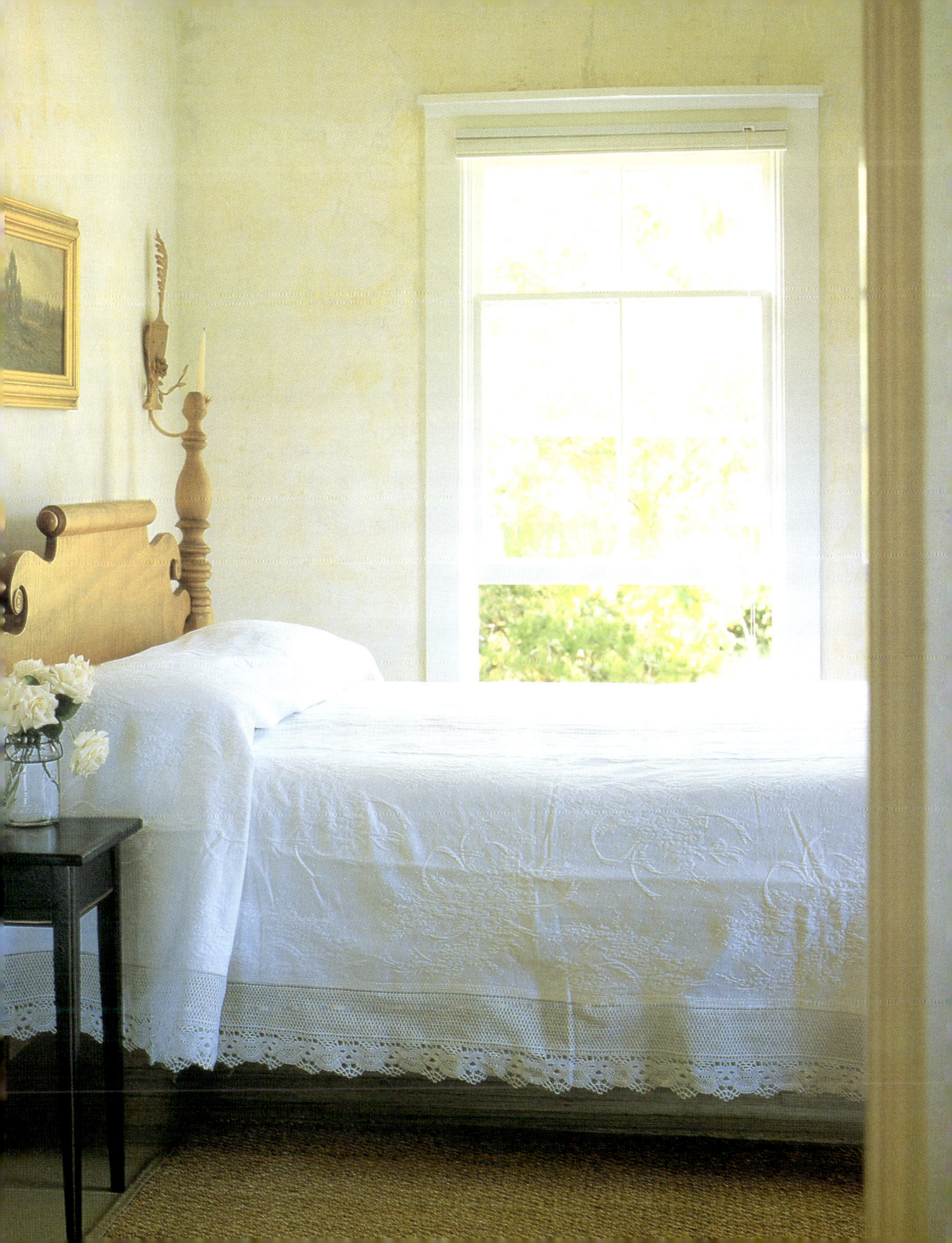

Sua zona de prazer

Lembre-se de que seu quarto deve ser um local de descanso e relaxamento.

- Coloque travesseiros e almofadas bonitos sobre a cama (eles podem ser recheados com ervas, como a lavanda e o gerânio, para melhorar as noites de sono).
- A iluminação deve ser suave e difusa. Evite uma luz muito forte e use abajures ao lado da cama. As velas são ideais, especialmente quando feitas com óleos puros da aromaterapia (em vez de fragrâncias sintéticas) e preenchem seu quarto com um aroma delicioso: a lavanda e a camomila são maravilhosas para o relaxamento e para promover o sono. O ilangue-ilangue e o sândalo transformam o quarto em um ambiente perfeito para o romance. Não se esqueça de apagar as velas antes de dormir.
- As flores frescas tornam o quarto especial. Instale floreiras com goiveiras, lavanda e camomila, cujo perfume suave o ajuda a ter bons sonhos durante todo o verão. Coloque vasos com rosas, jacintos, lírios ou ervilhas-de-cheiro. Faça ramalhetes de ervas, que além de perfumar o ambiente também afastam os insetos.
- Compre um queimador de aromaterapia e encha o quarto com seu perfume favorito – experimente o ilangue-ilangue, o sândalo, a lavanda e o gerânio, para começar. Coloque algumas gotas de óleo de lavanda em um tecido e guarde-o dentro da fronha. Lembre-se de não exagerar no ilangue-ilangue, pois ele pode causar dor de cabeça e náusea; não use a lavanda nos primeiros meses de gravidez.
- Equilibre a luz e as sombras. Pela manhã, quanto mais luz melhor, mas à noite você precisa da escuridão para ter um bom sono. Se usar cortinas, troque-as de acordo com as estações – o veludo e a lã aquecem e confortam e o linho e o *voile* refrescam no verão.

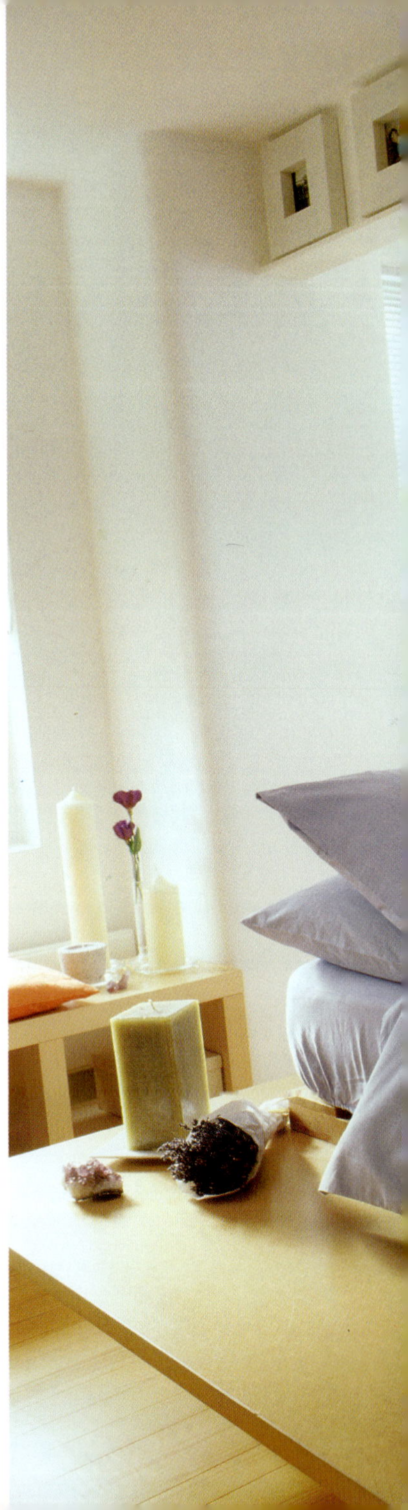

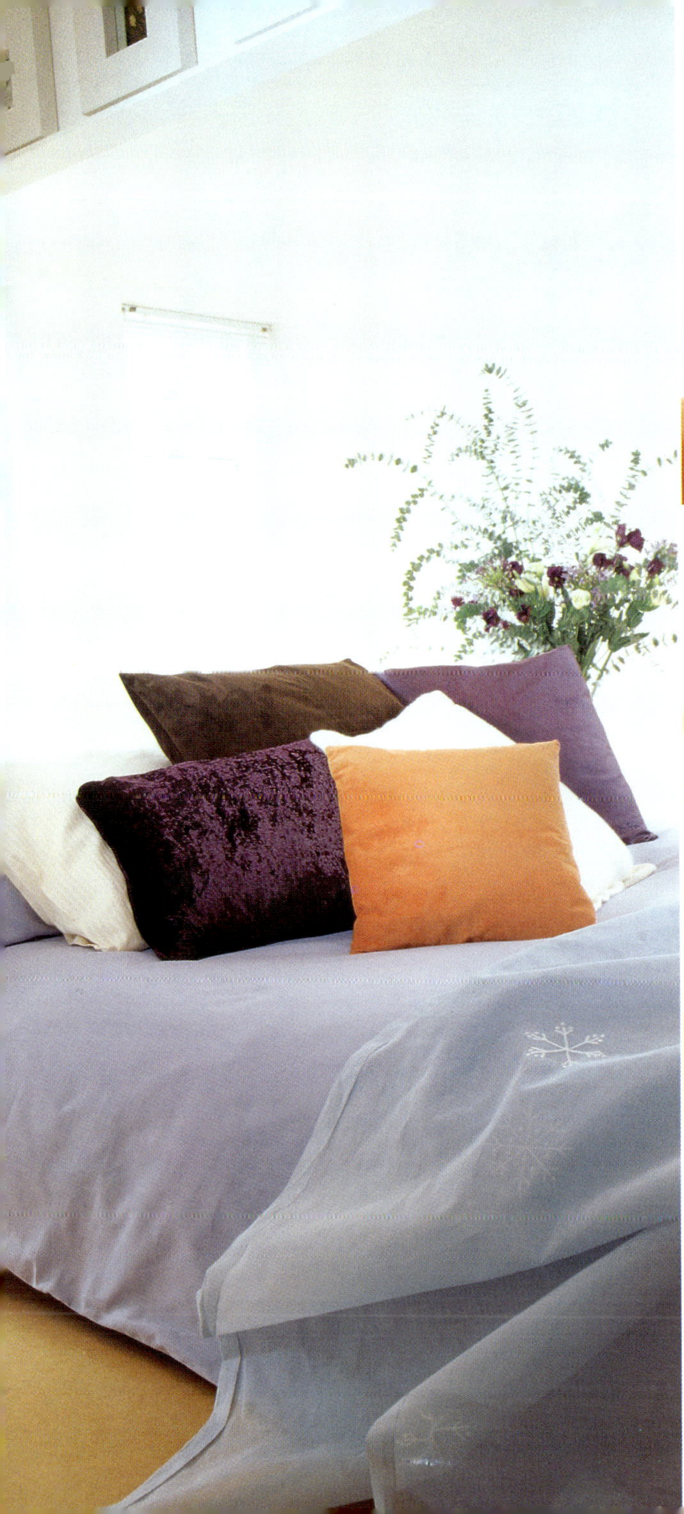
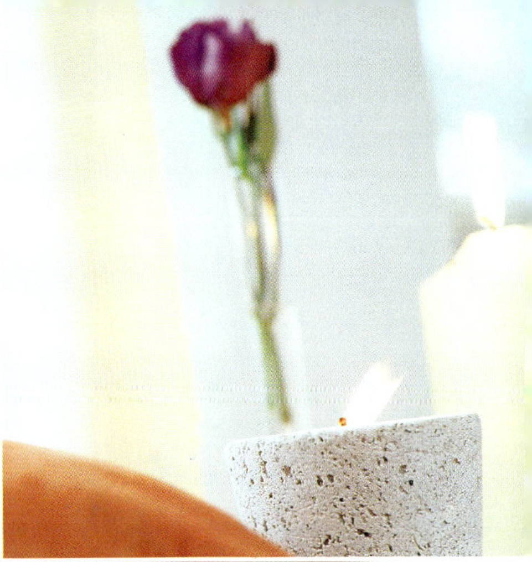
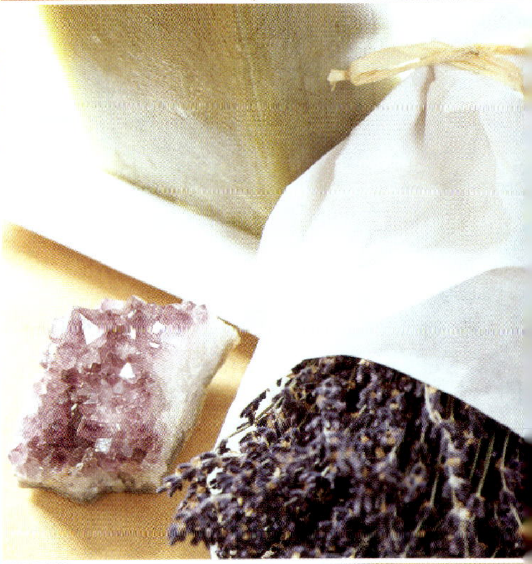
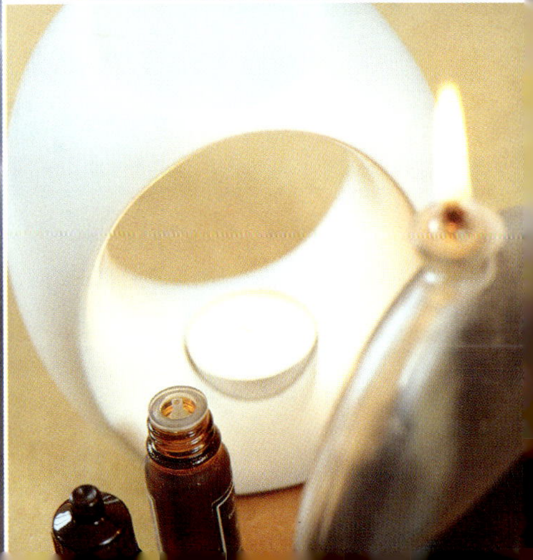

Crie um espaço seguro

Seu quarto deve ser um santuário, isolado do mundo: um local seguro, no qual você deixa as preocupações do dia para trás. No entanto, problemas de saúde podem resultar de perigos invisíveis que moram nas camas – desde alergia até dor de cabeça, desde perda da memória até depressão.

PROTEJA SUA CAMA

Os produtos químicos usados para tratar os tecidos, assim como os materiais usados para fabricar as camas e as roupas de cama, podem liberar substâncias que causam alergia, insônia, cansaço, tosse, coceira, dor de cabeça e irritação na garganta e nos olhos.

- Compre camas de ferro ou de madeira sólida e não tratada. As camas antigas são uma alternativa, já que a maior parte do gás formaldeído evapora dentro de dez anos. No entanto, há evidências de que as camas de ferro exacerbam os campos elétricos dentro do quarto.
- Compre lençóis de percal ou algodão para o verão. Os lençóis de flanela são ideais para o inverno. Se você tiver condições, compre lençóis de linho puro.
- Considere a possibilidade de trocar seu colchão por um feito de algodão puro – sem o acabamento resistente a incêndio. Os colchões de futon também são seguros. Use travesseiros recheados com algodão.
- Se você tiver sensibilidade aos ácaros, compre capas antialérgicas para colchões e travesseiros.

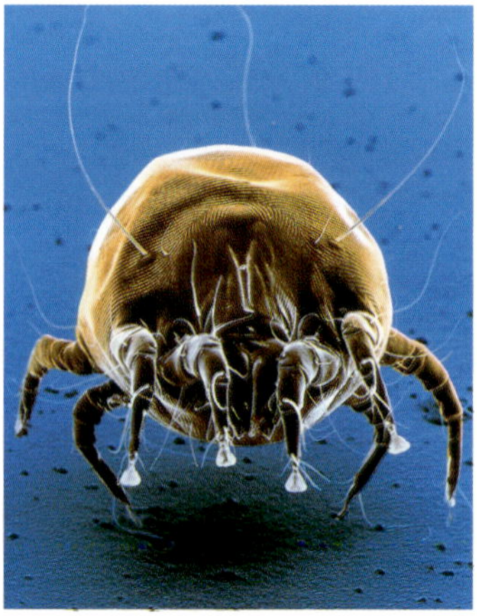

Os ácaros que vivem na poeira podem causar alergias, como asma, nas pessoas sensíveis. Um problema regular em colchões e travesseiros, o efeito dos ácaros pode ser minimizado por capas especiais.

ACABE COM OS CEMS

Os CEMs (campos eletromagnéticos) são produzidos pela eletricidade e emitidos por qualquer aparelho elétrico. Foram associados a vários problemas de saúde, desde cefaléia e náusea até tumores cerebrais e câncer no seio.

■ Se possível, não instale nenhum aparelho elétrico no quarto, particularmente TV e computadores. Ou então, coloque-os o mais longe possível de sua cama – o CEM torna se muito mais fraco a mais de 1 m de distância.
■ Não durma com a TV ligada – desligue-a e desconecte da tomada.
■ Troque seu despertador elétrico pela velha e boa versão a corda ou pilha.
■ Os cobertores elétricos o deixam exposto ao CEM a noite toda. Desligue-o antes de dormir ou, ainda melhor, aqueça a cama com bolsas de água quente.

CUIDADO COM O ESTRESSE GEOPÁTICO

As correntes que se encontram nas profundezas da terra, depósitos imensos de minerais ou defeitos geológicos nos substratos do planeta, criam campos energéticos anormais. Esses campos, por sua vez, criam "pontos negativos" em nossas casas e escritórios, que são nocivos porque causam estresse e interferem na nossa energia.

Há evidências de que o estresse geopático (EG) resultante pode contribuir para muitos problemas, como divórcio, pesadelos e câncer. Quem sofre de EG está constantemente cansado e irrita-se facilmente. As dores, o desconforto e os mal-estares nunca parecem terminar. Se você acha que sofre desse problema:

■ Coloque placas de cortiça sob a cama durante algumas semanas. Se começar a sentir-se melhor, mude a cama de lugar.
■ Passe um secador de cabelos por todo seu corpo. Ele ajuda a reduzir os efeitos do EG, apesar de não agir como um preventivo. Experimente essa técnica uma vez por semana.

O secador de cabelos é uma ferramenta exótica para a redução dos efeitos do EG.

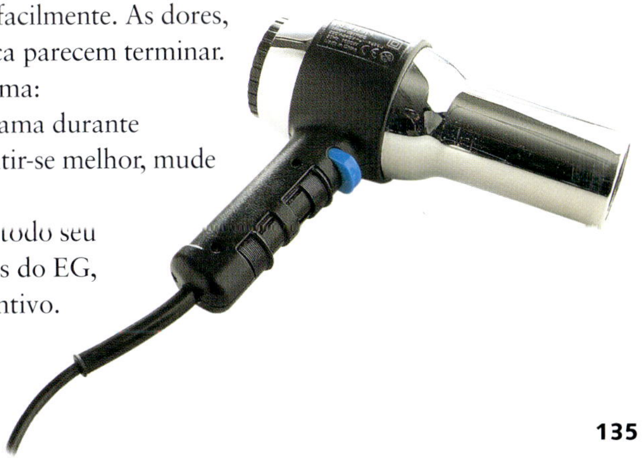

Massagem a dois

A massagem é simplesmente a forma mais eficaz de relaxar e liberar a tensão, concentrar os sentidos e tornar-se profundamente consciente das reações do seu corpo. Siga os instintos e pergunte ao seu parceiro se ele está gostando.

CUIDADOS

Não massageie se o parceiro apresentar:

★ *doença contagiosa, febre ou temperatura alta;*

★ *infecção na pele, machucados graves ou inflamações;*

★ *dor forte nas costas;*

★ *flebite ou trombose;*

★ *diabete, epilepsia, pressão arterial alta ou baixa, qualquer problema cardíaco;*

★ *veias varicosas – nesse caso, o restante do corpo pode ser massageado;*

★ *se a mulher estiver nos quatro primeiros meses de gravidez.*

RELAXEM JUNTOS

1 *Acenda velas e coloque uma música relaxante. Queime alguns óleos essenciais relaxantes (lavanda ou camomila) ou românticos (sândalo ou ilangue-ilangue) no quarto. Cuidado: evite a lavanda no início da gravidez e a camomila nos quatro primeiros meses da gravidez. Uma quantidade excessiva de ilangue-ilangue causa dor de cabeça e náusea.*

2 *Misture 8 gotas de seu óleo essencial predileto com 4 colheres de chá (15-20 ml) de óleo base (amêndoas doces ou soja).*

3 *Massageie em um ritmo lento e estável, com a intensidade de pressão adequada para seu parceiro.*

4 *Comece pelas costas, com os polegares em ambos os lados da coluna e os dedos apontando para o pescoço. Deslize as mãos lentamente pelo corpo e ao redor dos ombros. Movimente ligeiramente as mãos pelas laterais das costas e volte à posição inicial.*

5 *Trabalhe agora os ombros, braços e pernas. Pressione suavemente as áreas mais carnudas, como os quadris e as coxas; erga, amasse e role a pele entre o polegar e os dedos de uma das mãos e deslize-a na direção da outra mão.*

6 *Enrole os dedos, fechando a mão (sem pressionar). Com os dedos (e não os nós dos dedos), trabalhe o corpo todo.*

7 *Faça círculos pequenos com os polegares sobre os ombros, palmas das mãos, solas dos pés e o peito.*

8 *Com as mãos em concha, faça movimentos leves e rápidos sobre a pele, como se estivesse tocando um tambor.*

9 *Termine sua massagem com movimentos lentos e suaves de deslizamento.*

Acentue os efeitos de sua massagem com um óleo essencial relaxante.

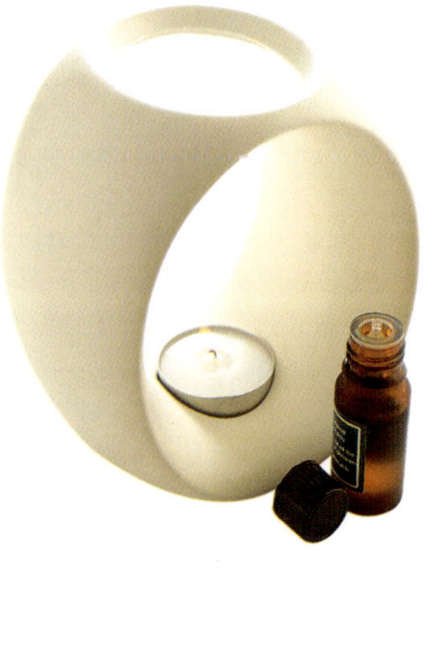

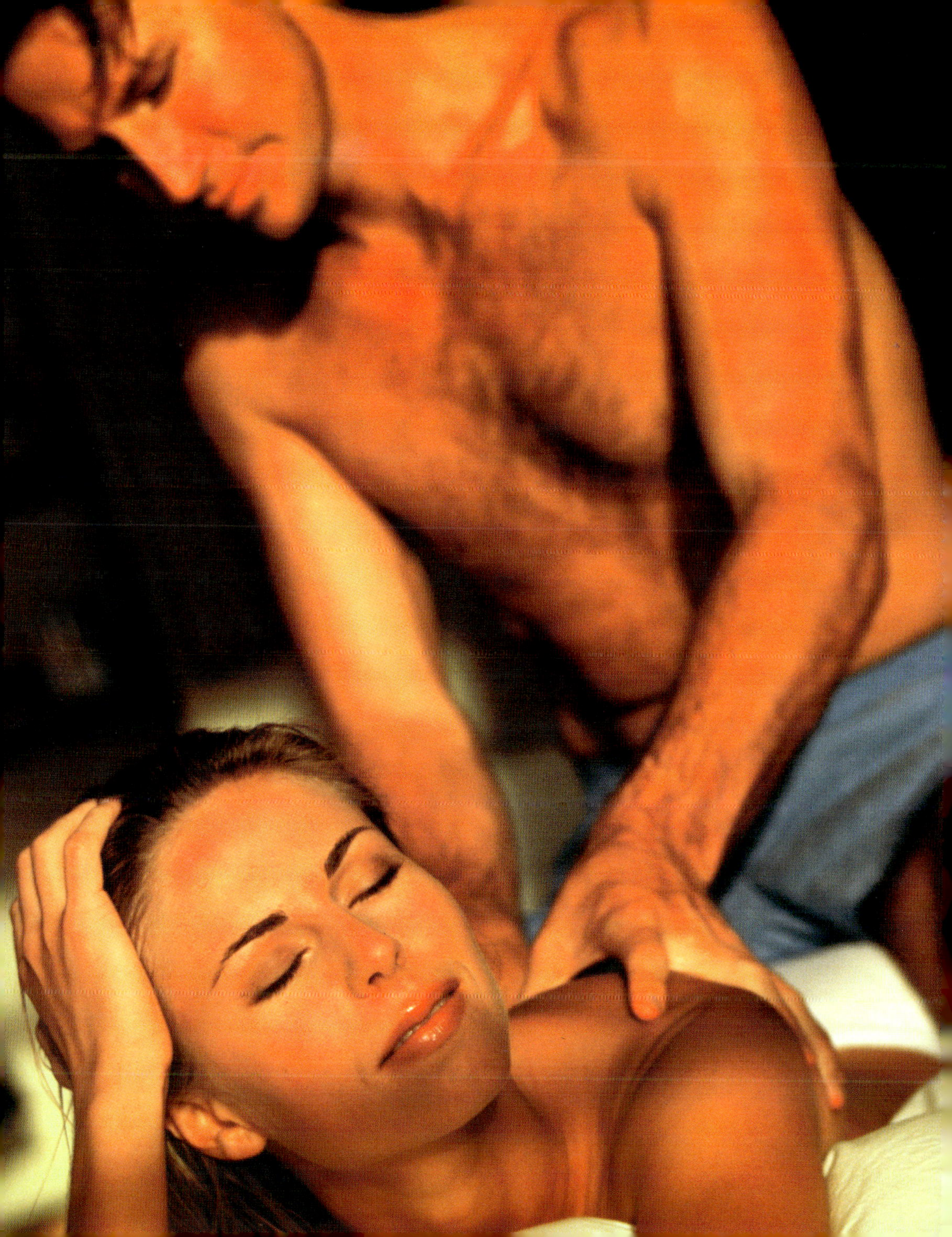

Descanse!

Não há nada mais relaxante do que uma deliciosa massagem nos pés. Quando combinada com o poder da reflexologia, você tem a receita de uma seqüência perfeita de diminuição gradual do nível de energia. Peça a seu parceiro para executar essa série em você – ou adapte-a para usar em si mesmo. Nessa técnica, usamos o óleo de gergelim que, de acordo com os ensinamentos Ayurvédicos, é muito calmante à noite. Se você for alérgico ao gergelim, use óleo de coco.

CUIDADO

★ *Aplique uma massagem absolutamente suave nos pés de uma mulher grávida – e pule o passo 6.*

★ *Apenas um reflexoterapeuta qualificado pode aplicar essa técnica durante a gravidez.*

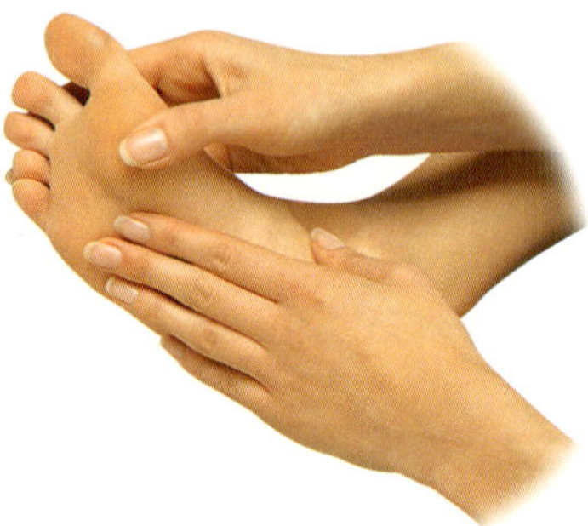

MASSAGEM RELAXANTE PARA OS PÉS

1 *Aqueça um pouco de óleo puro de gergelim em uma tigela em banho-maria. Trabalhe primeiro com o pé direito. Coloque algumas gotas de óleo na palma da mão e massageie o pé suavemente. Use movimentos amplos para espalhar bem o óleo.*

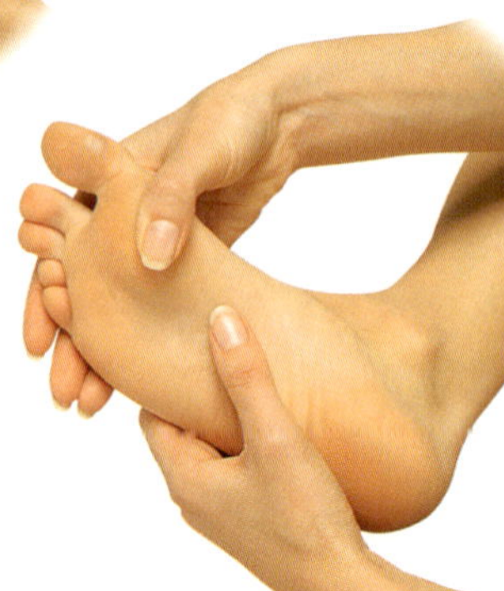

2 *Agora, trabalhe o pé mais detalhadamente, fazendo pequenos movimentos circulares com a polpa do polegar. Trabalhe a sola do pé (use uma pressão forte se a pessoa sentir cócegas), o calcanhar e os tornozelos.*

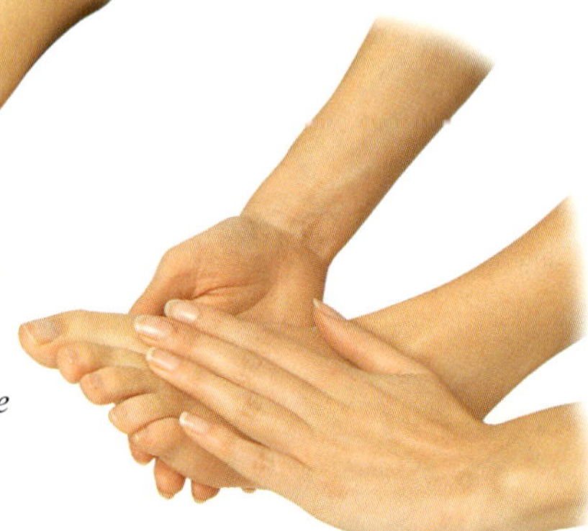

3 *Coloque o pé entre as duas mãos e massageie, com cada uma das mãos percorrendo em uma direção.*

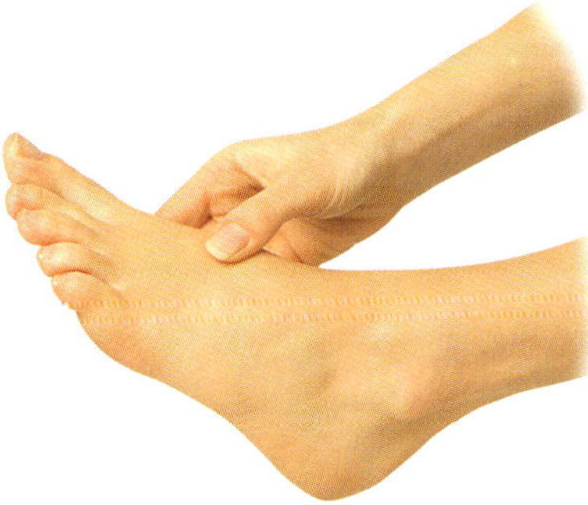

4 *Faça movimentos curtos e circulares com o polegar em todo o peito do pé.*

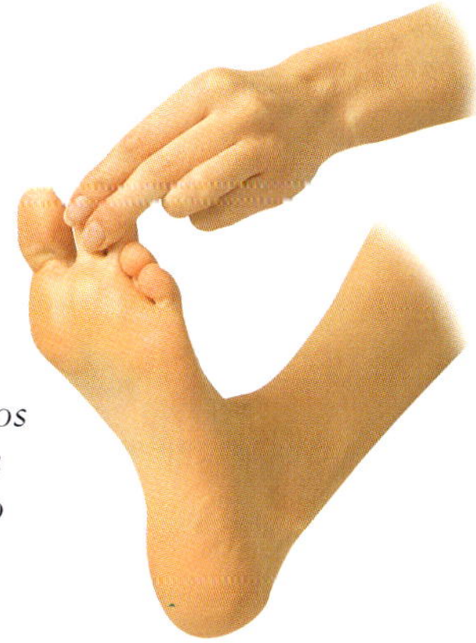

5 *Agora, cuide dos dedos dos pés – puxe cada um deles e massageie com o polegar e o indicador.*

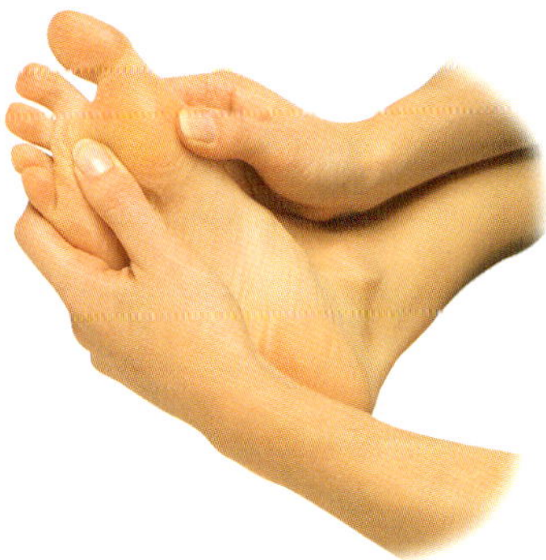

6 *Com o polegar, massageie as pontas dos dedos dos pés e depois trabalhe a parte mais larga da sola do pé. Tome o cuidado de não ultrapassar os limites de dor da pessoa.*

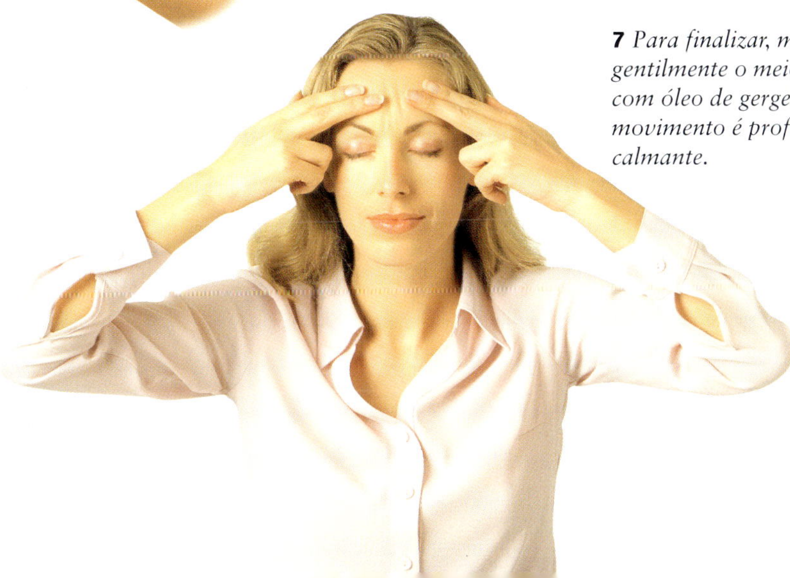

7 *Para finalizar, massageie gentilmente o meio da testa com óleo de gergelim – esse movimento é profundamente calmante.*

Durma profundamente

Se você anda meio desanimado ou acha que está perto de pegar um resfriado, experimente um banho com os sais de banho Epsom. Esse banho também é profundamente relaxante – use-o antes de ir para a cama. O banho descrito abaixo combina as ervas com a aromaterapia e é a forma perfeita de se desligar depois de um dia difícil, prometendo bons sonhos e um sono profundo.

CUIDADO

Evite os banhos com sais de Epsom se tiver problemas cardíacos, diabete ou se estiver muito cansado ou fraco.

BANHO COM SAIS DE EPSOM

1 *Encha a banheira e dissolva cerca de 450 g de sais de Epsom na água. Entre e relaxe. Fique o máximo de tempo que conseguir e, enquanto isso, beba uma xícara de chá quente de hortelã (ele aumenta a perspiração e repõe a perda de líquidos). Se estiver amamentando, beba chá de tomilho em vez de hortelã.*

2 *Tome cuidado ao sair do banho – você poderá estar meio distraído. Não esfregue a pele ao se secar. Enrole-se em várias toalhas grandes e vá para a cama. Não se esqueça de enrolar também os pés.*

3 *Quando se levantar, tire as toalhas e esfregue o corpo com água morna. Depois, seque o corpo com uma toalha, usando movimentos vigorosos, até que a pele esteja totalmente seca.*

BONS SONHOS

1 *Misture três colheres de sopa das seguintes ervas secas: camomila, broto de tília, prímula, verbena e aspérula. Ferva durante 20 minutos, em aproximadamente 3 litros de água.*

2 *Prepare o banho. Acenda velas na banheira. Ouça música suave e relaxante (use aparelho a pilhas, nunca o ligue na tomada). Queime óleo de lavanda em um difusor.*

3 *A temperatura do banho deve ser agradável e morna – nem muito quente nem muito fria. Coe ervas com um pe-*

daço de musselina e adicione água à banheira. Junte 4 gotas de óleo essencial de lavanda ou camomila.

4 *Entre na banheira. Coloque uma toalha atrás da cabeça. Agora, feche os olhos e imagine que você está dentro de uma piscina mágica – nas profundezas de uma selva, em uma belíssima praia ou dentro de um templo magnífico.*

5 *Visualize a água removendo toda a tensão e o estresse do dia, dissolvendo todos os sentimentos negativos e dúvidas. Eles simplesmente evaporam e desaparecem.*

6 *Deite-se e desfrute da sensação de relaxamento total. Se quiser, faça um saquinho com o pedaço de musselina e use-o como uma esponja.*

DESINTOXIQUE O CORPO

A água tem um poder terapêutico maravilhoso – e é uma forma deliciosa de desintoxicar o corpo, especialmente quando está quente. Sempre que você estiver desanimado ou cansado, experimente essa técnica de compressa para eliminar os acúmulos de toxina de seu corpo.

Técnica de compressa para o corpo todo

A compressa para o corpo (também conhecida como acondicionamento) faz com que você sue muito – como em uma sauna ou um banho de vapor – e o ajuda a eliminar as toxinas do corpo.

1 *Mergulhe um lençol de algodão em água fria. Depois, torça-o para eliminar o máximo de água que puder: ele deve ficar frio ao encostar na pele, mas não pode ter excesso de água.*

2 *Cubra a cama (ou um sofá) com um plástico grande. Depois, coloque o lençol úmido sobre essa camada de plástico.*

3 *Dispa-se e deite-se sobre o lençol. Peça a um amigo ou a seu parceiro para preparar três bolsas de água quente: a primeira é colocada na altura de seu peito, a segunda ao lado da cintura e a terceira entre os pés. Depois, seu parceiro deve enrolar o lençol em seu corpo, deixando apenas sua cabeça para fora.*

4 *Essa técnica pode parecer estranha, mas fique deitado dessa forma e relaxe durante três horas. Depois de dez a quinze minutos, você terá provavelmente suado bastante e, se tiver vontade de dormir, faça o. Apesar da umidade do lençol, ele estará quase seco quando o tratamento terminar – e provavelmente ficará manchado por causa das toxinas.*

Uma aparência mais jovem

Esta massagem estimula e tonifica os pequenos músculos da face, agindo como um *lifting* natural. Aplique-a todas as noites e perceba a diferença.

MASSAGEM DE REJUVENESCIMENTO

1 *Coloque de cinco a dez gotas de óleo na palma de uma das mãos e aplique-o por toda a face. Escolha o óleo de amêndoas (para qualquer tipo de pele), de oliva (pele muito seca) ou jojoba (pele sensível ou oleosa).*
2 *Coloque uma pequena quantidade de um exfoliante facial (duas colheres de chá de farinha de aveia + duas colheres de chá de creme hidratante) na palma de uma das mãos e aplique sobre face, pescoço e orelhas, com movimentos leves e usando a polpa dos dedos. Enxágüe com água morna.*
3 *Deslize os dedos pela pele, com movimentos circulares. Comece pelo pescoço e depois trabalhe mandíbula, bochechas, orelhas, atrás das orelhas, nariz, testa e têmporas. Enxágüe com água morna.*
4 *Use o dedo médio e trabalhe no sentido horário, durante trinta segundos, em cada um desses pontos: o centro do queixo, ambos os cantos da boca até o centro, sob o nariz, e o arco do lábio superior.*
5 *Com os dedos no centro das maçãs do rosto, empurre-as para cima e massageie. Pressione suavemente o osso das órbitas dos olhos, logo acima das maçãs do rosto – use o dedo indicador e não massageie.*
6 *Com os polegares, pressione o canto interno das sobrancelhas para cima. Belisque as duas sobrancelhas, desde o canto interno até o externo.*
7 *Massageie suavemente as têmporas.*
8 *Aplique uma pequena quantidade de gel de aloé vera sobre a face. Termine com seu hidratante predileto.*

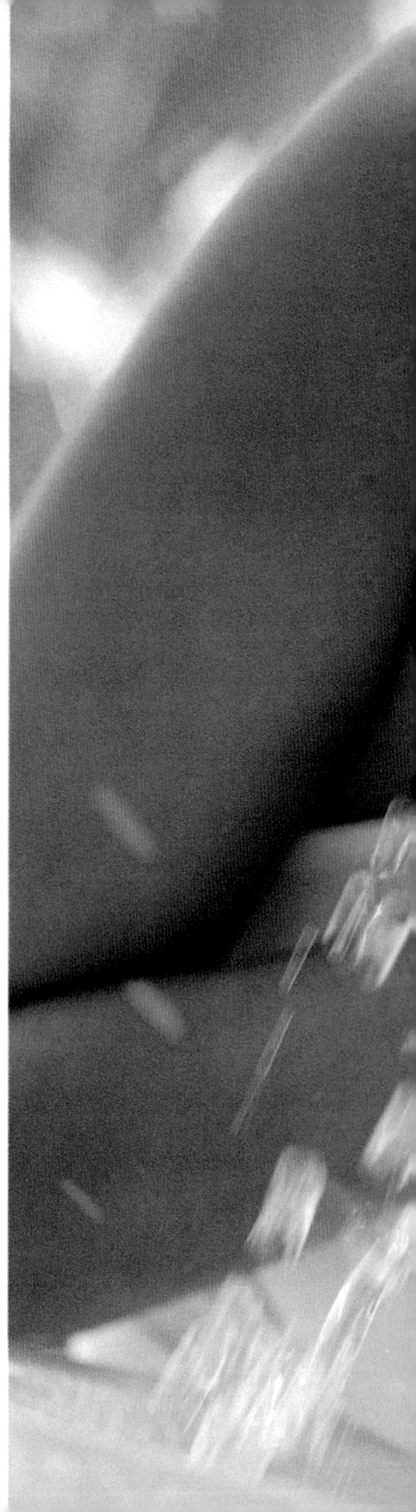

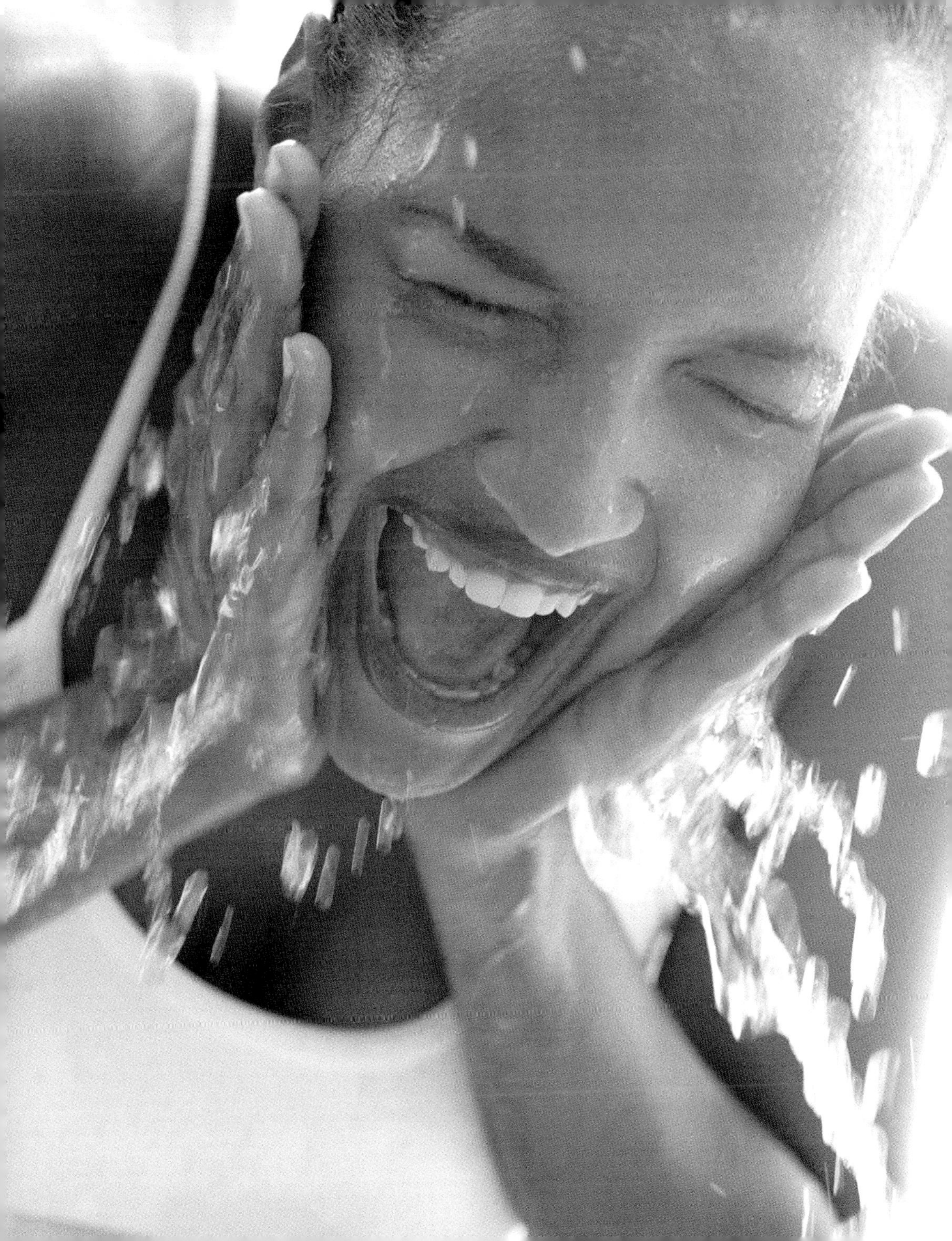

Elimine os vírus e a gripe

Ao primeiro sinal de resfriado ou gripe, entre rapidamente nesse banho terapêutico. Ele o ajudará a interromper o início de uma dessas doenças.

NOTA
Algumas pessoas ficam com a pele irritada quando usam óleos essenciais – faça primeiro um teste na pele do punho, antes de entrar na banheira em cuja água o óleo foi adicionado.

BANHO PARA ELIMINAR O RESFRIADO

1 *Faça seu óleo, misturando 2 gotas de óleo essencial de cada uma dessas ervas: lavanda, bergamota e tea-tree e mais 4 gotas de óleo base (pode ser de amêndoa doce, jojoba ou abacate) ou de leite integral. Adicione essa mistura à água morna da banheira e misture bem. Cuidado: evite a lavanda no começo da gravidez e a bergamota em pele sensível.*
2 *Entre e relaxe por, no mínimo, 20 minutos.*

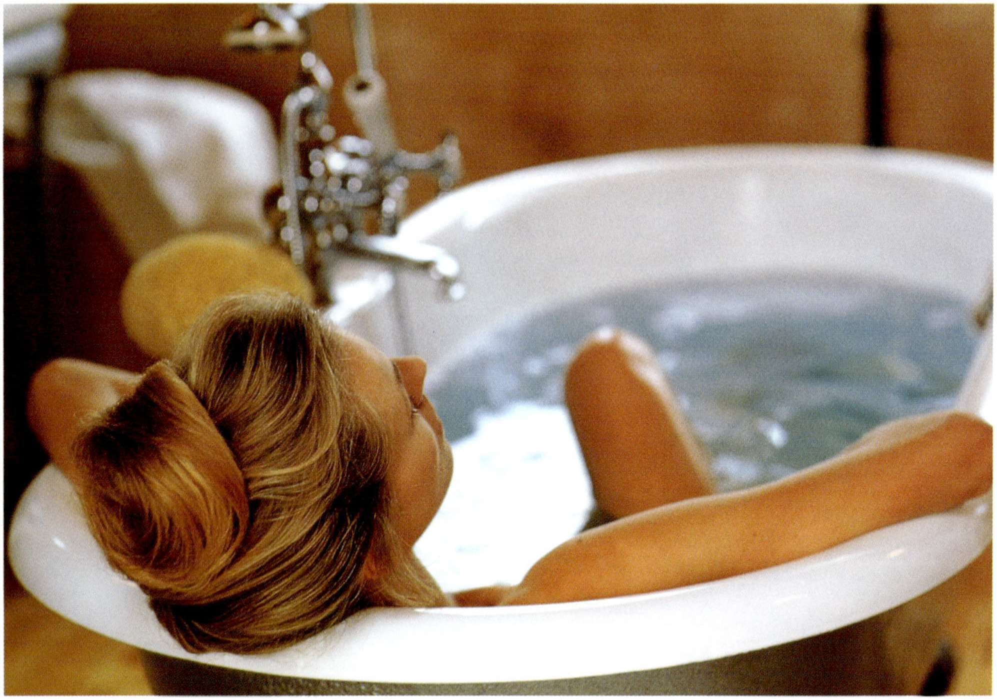

Desperte sua sensualidade

Precisa de ajuda para entrar no clima, antes de uma noite de paixão? Desperte sua sensualidade com esse afrodisíaco, tirado diretamente dos ensinamentos sobre os pontos de pressão do *shiatsu*.

PARA ACENDER A PAIXÃO

1 *Comece com massagem nas costas* *(pp. 136-137)**. Use creme especial para massagem sensual – misture 4 gotas de óleo de ilangue-ilangue ou sândalo com 1 colher de chá de óleo de semente de pêssego ou de amêndoas doces.*

2 *Concentre-se nos pontos de acupressão na base da coluna. Com os polegares, trabalhe de forma suave, mas firme, subindo pela coluna das nádegas até um ponto paralelo à parte superior do quadril. Não aplique pressão muito forte sobre a coluna. Pressione e mantenha essa posição por 7 s, relaxe, espere 5 segundos e repita.*

3 *Agora, vire o parceiro de costas para baixo. Se estiver trabalhando um corpo masculino, faça uma massagem firme com os dedos e polegares ao redor da parte superior das coxas, passando pela virilha e o osso pélvico. Essa área é muito rica em pontos de pressão! No corpo feminino, use a pressão em um ponto localizado exatamente no topo do osso púbico (alinhado ao ponto G, que fica na vagina). Depois, concentre-se nos pontos que percorrem cada um dos lados do osso peitoral (os pontos do coração).*

Para despertar a sensualidade masculina, concentre-se nos pontos de pressão da parte superior das coxas.

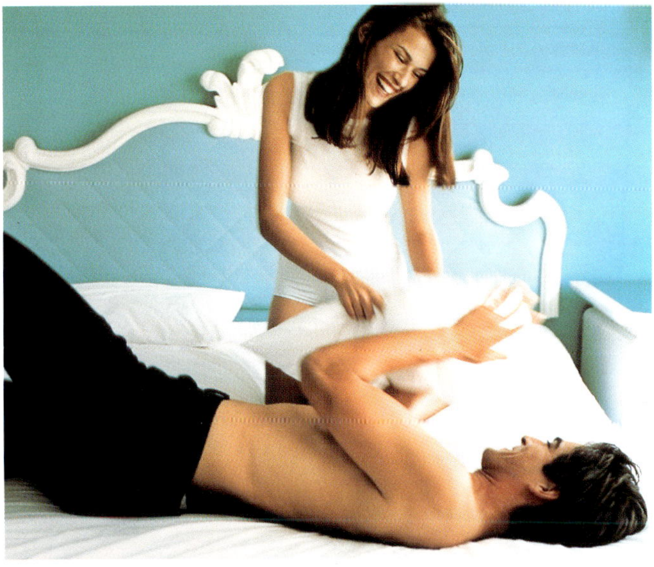

Uma experiência sexual inesquecível

O Tantra, uma antiga arte indiana, ensina a união com Deus através do ato sexual. Essa técnica envolve visualização, respiração, meditação e sexo. O ritual, baseado em uma cerimônia tântrica chamada de *maithuna*, pode provocar resultados surpreendentes e imediatos.

MAITHUNA TÂNTRICO

1 *Prepare o quarto com carinho: lençóis limpos e exóticos, de seda ou cetim, música suave, flores frescas, óleo essencial afrodisíaco (ilangue-ilangue e sândalo), velas vermelhas.*
2 *Prepare uma bandeja com petiscos pequenos e exóticos (nada muito pesado) e vinho (mas sem exageros).*
3 *Tome um banho e vista uma roupa leve e transparente.*
4 *Passem um tempo apenas desfrutando a companhia um do outro: conversem, comam e bebam juntos. Toquem e acariciem um ao outro, olhando-se profundamente nos olhos.*
5 *Para ficar excitado antes do ato sexual, o homem deve meditar sobre a imagem da vulva (ou yoni); e a mulher, sobre a imagem do pênis (ou lingam) (ver quadro).*
6 *O homem penetra a mulher profunda e firmemente, usando qualquer posição. Durante algum tempo, movimentem-se lentamente, a mulher tornando-se mais úmida e o homem impelindo.*
8 *Depois, fiquem imóveis, olhando-se profundamente nos olhos. Imaginem a união entre cada um dos chakras de seus corpos, principalmente os genitais. Imaginem a área dos genitais cercada por redoma pulsante de luz vermelha.*
9 *Sincronizem a respiração, respirando lenta e profundamente na direção da boca do parceiro.*
10 *Imaginem a energia gerada dos genitais se espalhando pela coluna e pelo corpo inteiro. Fiquem nessa posição o máximo que conseguirem, mesmo que por apenas alguns minutos.*

MEDITAÇÃO PARA EXCITAR

★ ***Homens:*** *imagine uma yoni quente, receptiva, úmida e macia, que se abre e se fecha como uma flor. Concentre-se no perfume doce do almíscar e imagine o som de um batimento cardíaco profundo, o ritmo lento da terra, a pulsação da vida.*

★ ***Mulheres:*** *visualize um lingam ereto, examinando mentalmente suas diferentes texturas. Concentre-se no perfume de patchuli e no som de um ritmo cardíaco mais rápido e compassado.*

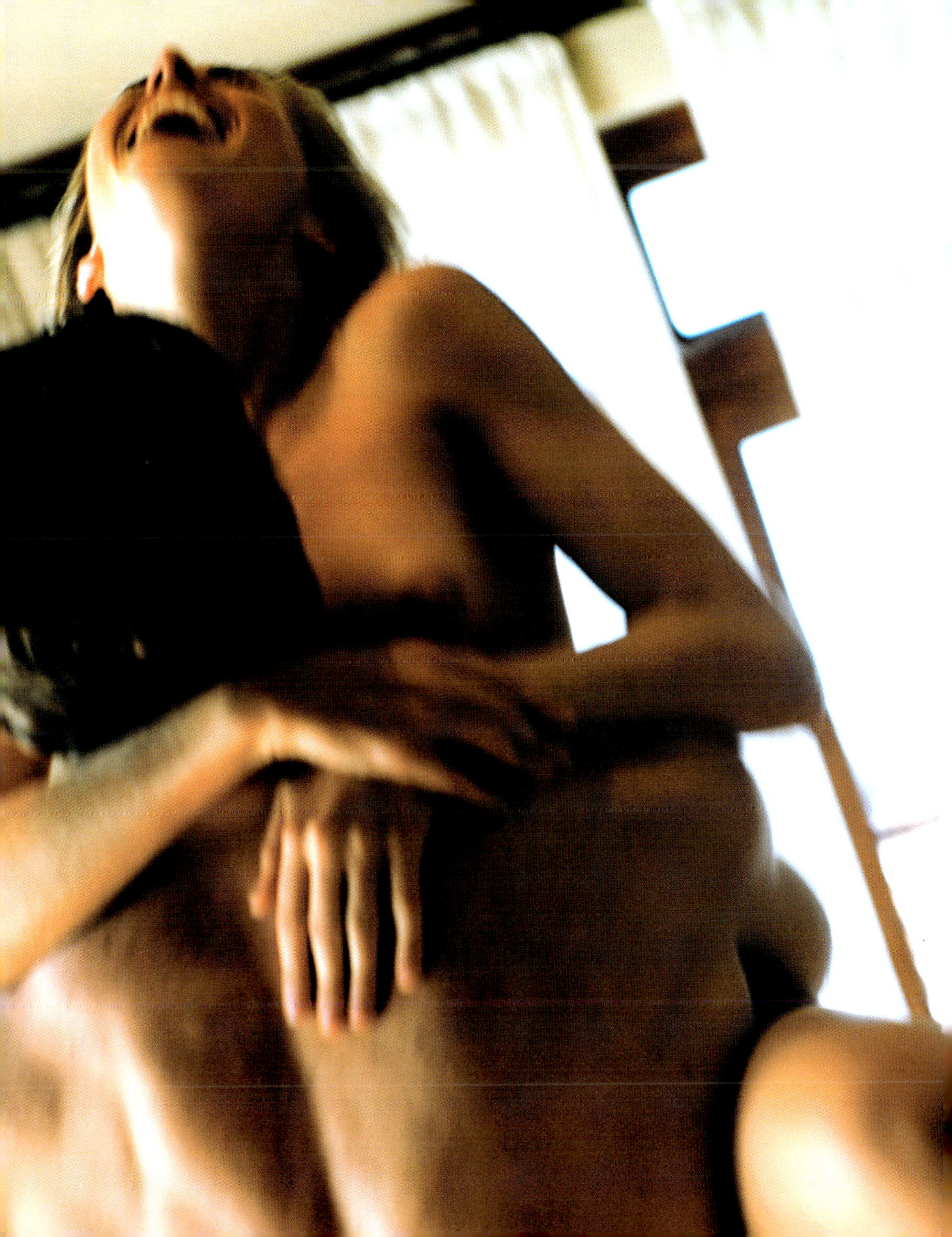

Acabe com a insônia

Não há nada pior do que não conseguir dormir e ficar virando na cama, enquanto a noite passa. A maioria dos episódios de insônia é causada por estresse e tensão, acumulados na mente e no corpo ao final do dia, que ainda continuam quando você tenta dormir. A técnica de relaxamento progressivo descrita nessas páginas relaxa a mente e coloca você em um sono profundo.

RELAXAMENTO PROGRESSIVO

1 *Sente-se na cama e pense no que o está preocupando. Anote suas preocupações e diga a si mesmo que conseguirá lidar com elas no dia seguinte. Nesse momento, não há nada que você possa fazer em relação a elas.*

Se você tiver dificuldade em pegar no sono e está com a mente cheia de preocupações, experimente algumas gotas de floral de Bach de noz-moscada branca.

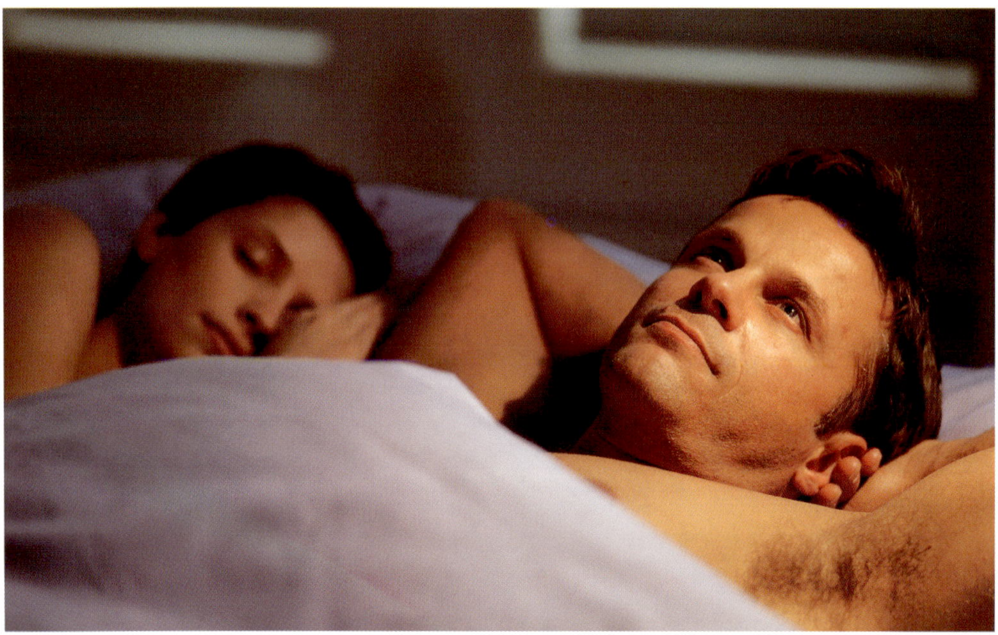

2 *Se você ainda estiver preocupado e os pensamentos, rodando em sua cabeça, tome algumas gotas de floral de Bach de noz-moscada branca.*
3 *Coloque algumas gotas de óleo de lavanda em um tecido ou lenço e ponha-o sob a cabeça. Cuidado: não use a lavanda no início da gravidez.*
4 *Deite-se em uma posição confortável. Preste atenção em sua respiração, mas não tente modificá-la. Feche os olhos.*
5 *Concentre-se em sua face e em qualquer tensão que o esteja incomodando. Agora, contraia todos os músculos faciais e mantenha-os contraídos por um ou dois segundos. Depois, relaxe-os totalmente.*
6 *Agora, concentre-se no pescoço. Contraia e relaxe. Continue da mesma forma, descendo pelos ombros e braços, peito e costas, antebraços e mãos. Continue descendo (abdome, nádegas, coxas, canelas e pés).*
7 *Se ainda estiver tenso, repita o processo até relaxar.*
8 *Agora, concentre-se em seu corpo deitado na cama. Sinta-o em contato com a terra, unindo-se a ela. Permita que o chão sugue qualquer resto de tensão que você estiver sentindo.*
9 *Se isso não funcionar, tente imaginar que você está deitado sob a luz e o calor de um sol suave e belo (veja o quadro à direita).*
10 *Agradeça por seu corpo e pelo trabalho excelente que ele faz; diga que reservará mais tempo para mantê-lo bem nutrido, exercitado e relaxado.*
11 *Solte-se lentamente e vá mergulhando em um sono profundo e tranqüilo.*

IMAGINE O SOL

Sinta o calor dos raios do sol o envolvendo, penetrando suavemente em cada poro de sua pele. Sinta sua luz suave percorrendo suavemente seu corpo, como ouro líquido. Imagine o poder terapêutico do sol, que o limpa e o preenche com sua luz. Desfrute a sensação de ser sustentado pela terra e acariciado pelo sol.

Desvende sua psique

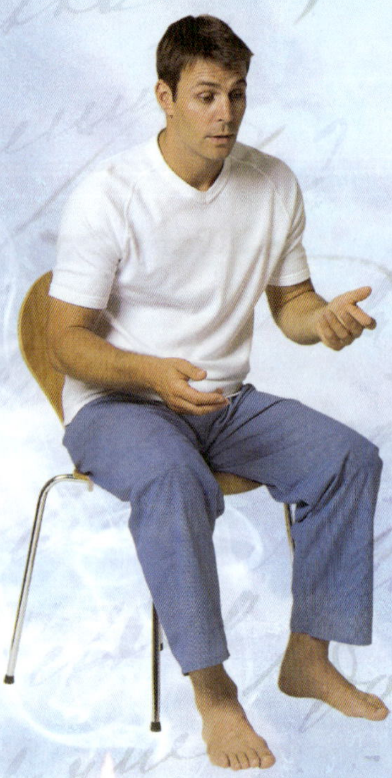

Os sonhos podem ser um passaporte para a renovação de sua criatividade e para uma nova forma de solucionar problemas e relacionamentos difíceis e também um meio de descobrir seus desejos mais profundos e entrar em acordo com seus piores medos.

LEMBRE-SE DE SEUS SONHOS

Não existe uma forma infalível de lembrar-se dos sonhos. No entanto, aqui estão algumas dicas que parecem ajudar:

- Quando acordar, tente não mudar nada na posição de seu corpo.
- Tente falar o sonho em voz alta ou contá-lo para outra pessoa assim que acordar.
- Coloque um caderno ou diário no criado mudo e anote o sonho assim que abrir os olhos. Rescrever e reler os sonhos pode ajudar a compreendê-los. Se preferir, desenhe uma imagem que resuma o sonho.
- Às vezes, um ritual simples antes de dormir pode ajudar a lembrar os sonhos, como olhar para uma vela ou um copo com água durante dez minutos, queimar ervas aromáticas ou dançar sua música favorita.

EXPLORE SEUS SONHOS, CONVERSE COM ELES

Tente "conversar com seu sonho". Use duas cadeiras ou duas almofadas. Sente-se em uma delas e imagine uma figura ou um animal (de seu sonho) na outra. Tente falar com esse ser, fazendo perguntas. Depois, troque de lugar e fale como se você fosse o sonho e estivesse respondendo. Diga o que vier a sua mente, sem censurar ou sentir vergonha. O ato de dar uma voz e uma imagem a seu sonho, deixando que elas se descrevam, ajuda a trazer os sonhos à tona. Você

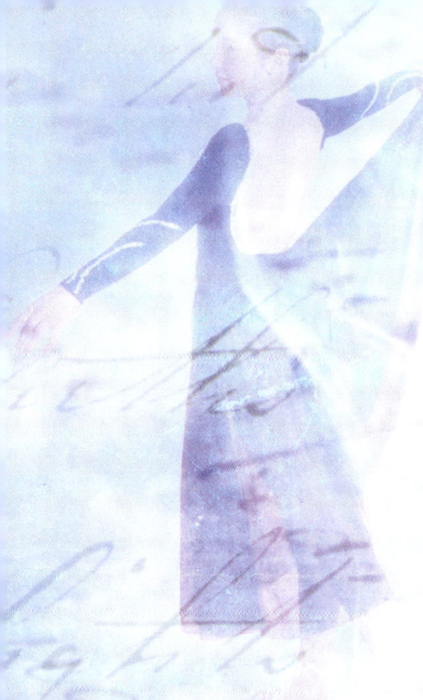

poderá ficar surpreso com as descobertas.

Pinte ou desenhe seus sonhos. Veja as técnicas de terapia da arte (p. 118) e tire delas algumas idéias de como sua imaginação pode ser libertada. Se você teve um pesadelo assustador, pode ser mais seguro colocar a imagem que o representa dentro de uma moldura firme e grossa.

Sua imagem deve ser uma representação prosaica daquilo que aconteceu no sonho, ou talvez uma expressão de seu estado de espírito naquele momento, por meio de formas e cores. Não peça a outras pessoas que "interpretem" sua pintura; no entanto, pode ser proveitoso discuti-la com outra pessoa. Pergunte-lhe o que ela percebe na imagem.

Use a visualização. Se o sonho terminar de forma incerta ou desconcertante, tente continuá-lo acordado. Relaxe e respire profundamente; depois, imagine-se de volta no sonho. O que poderia ter acontecido depois?

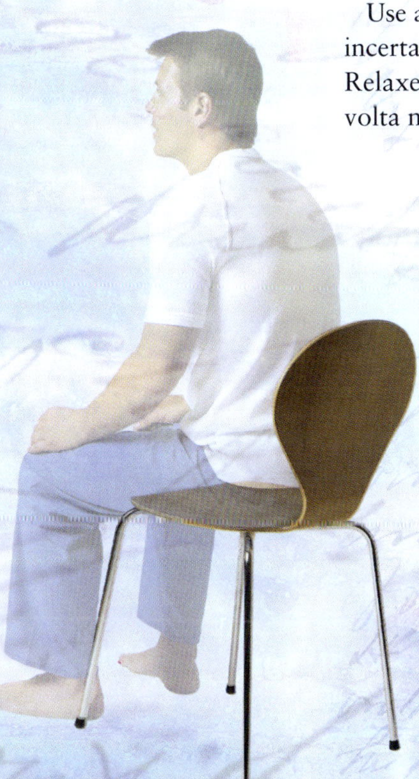

Conversar com um animal ou figura de um de seus sonhos pode ter resultados surpreendentes. Experimente perguntar quem é ele, o que ele representa, qual é a mensagem que traz para você. Ou então, sente-se, observe e ouça – certamente ele terá informações importantes para você.

Anexo: receitas

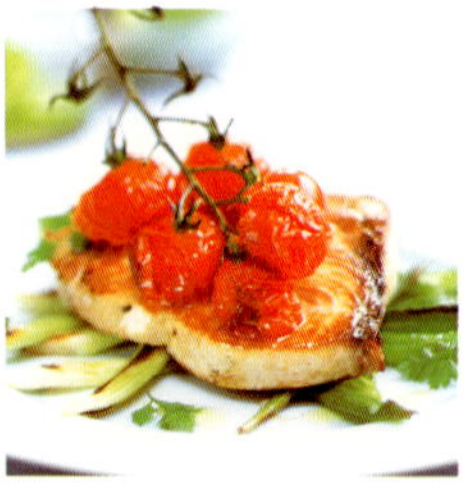

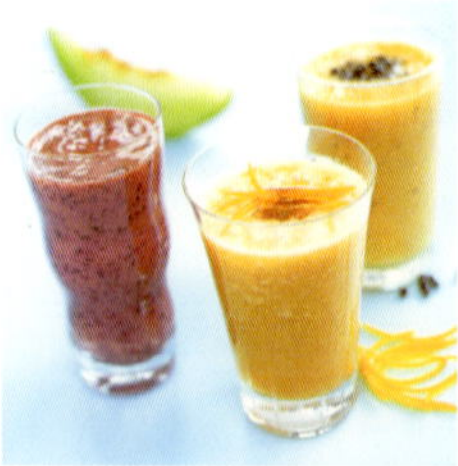

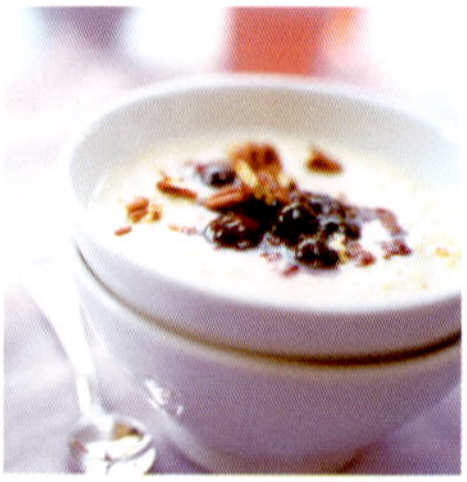

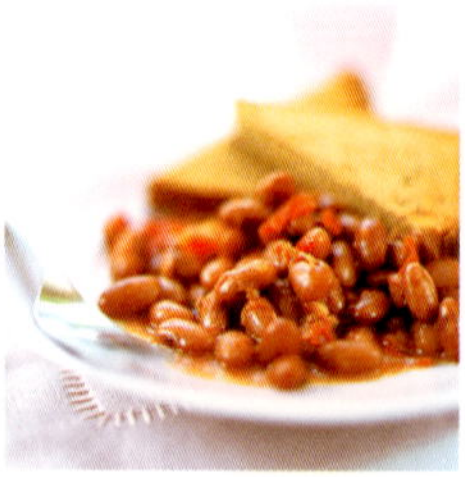

Todas as receitas servem quatro pessoas. Os sucos servem duas.

PEIXE FRITO DE PANELA

Frite em uma panela 4 postas de 170 g de espadarte, em uma 1 de sopa de óleo de oliva quente. Vire uma vez e esfregue as postas no óleo. Frite-as durante 4 minutos de cada lado. Ao mesmo tempo, grelhe alguns tomates-cereja ao vinho, na temperatura mais alta da grelha.

Enquanto isso, coloque 1 colher de sopa de óleo de oliva em outra frigideira e, quando estiver bem quente, coloque 1 ramo de cebolinhas fatiadas junto com 1 ramo de aipo fatiado (e qualquer outro vegetal verde a gosto). Coloque as postas sobre uma porção desses vegetais fritos.

Cubra com tomates e polvilhe com pimenta-do-reino e uma pitada de folhas de manjericão picadas.

Experimente essa receita com postas de salmão ou atum.

REFRESCOS

Misture os ingredientes no liqüidificador com alguns cubos de gelo, até obter um creme liso.

ATAQUE DAS FRUTAS SILVESTRES NO VERÃO

90 g de blueberry
90 g de amoras
90 g de morangos
90 g de leite de soja sabor baunilha
canela em pó e mel a gosto

SURPRESA DE CENOURA

¼ de litro de suco de laranja
¼ de litro de suco de cenoura
180 g de abacaxi – picado ou em cubos
180 g de melão picado

DELÍCIA TROPICAL

1 banana grande picada
2 kiwis – descascados e picados
½ manga grande – descascada e picada
½ mamão papaia grande – descascado e picado
¼ litro de suco de laranja fresco

MINGAU

O mingau é o café da manhã mais fácil de fazer. Misture 45 g de aveia com 800 ml de água fria (por pessoa) em uma panela.

Deixe ferver e mexa sem parar por quatro ou cinco minutos, mexendo constantemente. Adicione algumas passas, se gostar.

Coloque em uma tigela e junte nozes, sementes, banana picada ou outras frutas. Se quiser adoçar, acrescente mel ou xarope de cardo (maple syrup). Junte leite de soja a gosto.

FEIJÕES ASSADOS

Coloque 230 g de feijão seco em vagem em uma panela, com 850 ml de água. Deixe ferver durante dez minutos. Tire a espuma ou as crostas.

Transfira para um refratário. Adicione duas folhas de louro, 170 ml de melado e uma boa pitada de pimenta-do-reino.

Cubra e cozinhe em fogo baixo no forno (cerca de 140 °C) por oito horas (não deixe a água secar – verifique periodicamente).

Adicione cinco colheres de sopa de purê de tomate, seis tomates sem pele picados e um bastão de aipo picado. Cozinhe por mais duas horas. Se você deixar apurar da noite para o dia, o gosto será ainda melhor!

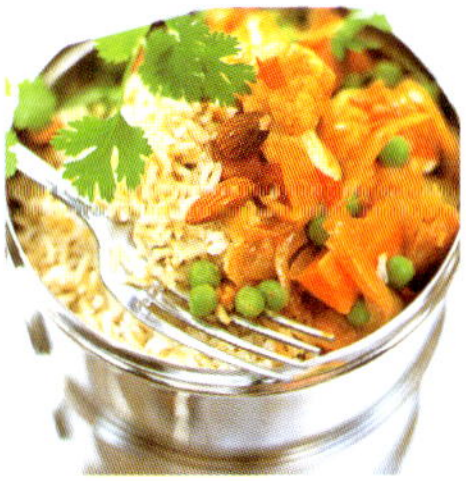

CURRY DE VEGETAIS

Moa 1 colher de chá de pó para curry com 2,5 cm de raiz gengibre fresco, 2 dentes de alho e 1 cebola pequena.

Corte 3 alhos-poró, 1 repolho branco peq., 227g de feijões verdes, 2 cenouras, um punhado de ervilhas, couve-flor e qualquer outro legume ou verdura que estiver à mão.

Frite os ingredientes moídos em 2 colheres de chá de óleo de oliva e adicione 250 ml de leite de coco (se quiser um curry sem gordura, substitua leite misturado com óleo por caldo de carne). Quando ferver, adicione o alho-poró e os outros vegetais.

Cozinhe em fogo alto por 10 minutos e adicione mais líquido (água ou caldo de carne quente), se necessário. Cozinhe-os até adquirirem a consistência preferida.

Sirva com arroz e enfeite com coentro fresco e amêndoas tostadas.

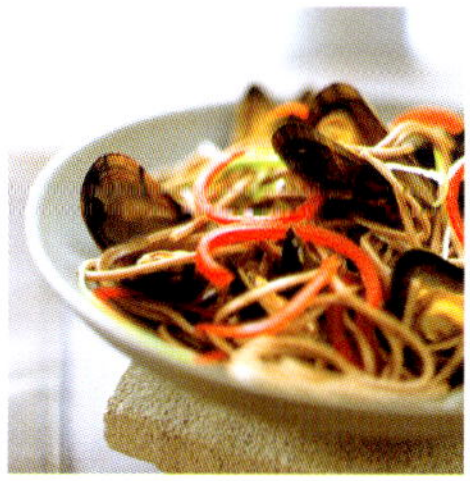

FRUTOS DO MAR SALTEADOS

Pique um pimentão, seis cebolinhas, um dente de alho, 180 g de cogumelos tipo funghi e frite em uma colher de chá de óleo de gergelim tostado.

Ao mesmo tempo, coloque um pacote grande de macarrão em água fervente e reserve (ficará pronto em cerca de quatro minutos).

Adicione molho de soja ou peixe e frite, adicionando uma colher de sopa de água. Adicione 900 g de mariscos na concha ou 567 g de camarões descascados (ou qualquer outro fruto do mar de que você gostar).

Mexa sem parar, até os mariscos se abrirem – jogue fora os que permanecerem fechados. Escorra o macarrão. Quando todos os mariscos se abrirem, frite junto com o espaguete e sirva.

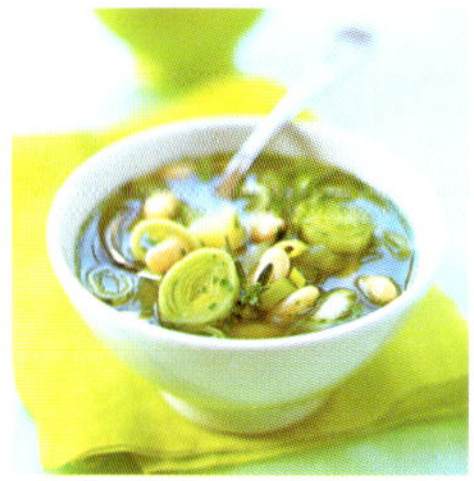

SOPA DE FEIJÕES BRANCOS

Coloque uma cebola média em um pouco de óleo de oliva e deixe alguns minutos, até amolecer.

Junte um dente de alho picado, duas latas de feijões brancos escorridos, duas batatas picadas e dois alhos-poró picados e mexa; adicione 850 ml de caldo de carne ou galinha.

Deixe ferver e cozinhe até as batatas ficarem macias. Passe metade da sopa no liqüidificador e volte à panela. Adicione uma colher de sopa de salsinha e uma de cebolinha picadas. Cozinhe por mais três minutos e sirva.

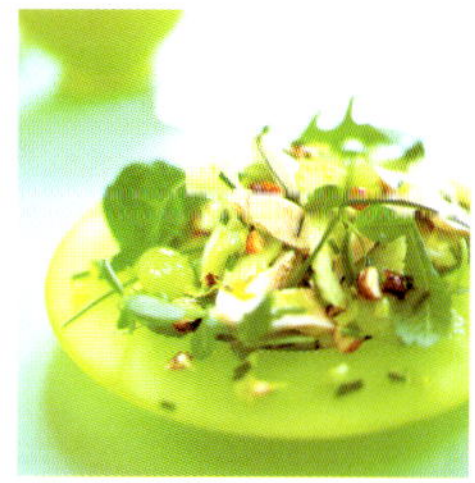

SALADA QUENTE DE FRANGO

Deixe quatro filés de 170 g de peito de frango de molho (no mínimo uma hora) na seguinte mistura: uma colher de sopa de óleo de gergelim tostado, uma colher de sopa de suco de limão, uma colher de chá de mostarda inglesa em pó, uma colher de sobremesa de mel e uma pitada de pimenta-do-reino. Coloque para grelhar em temperatura média, até que esteja bem cozido, mas ainda macio.

Enquanto isso, faça uma salada com folhas diversas (se possível, inclua rúcula), uvas brancas (sem sementes), pinhões, cebolinha e aipo.

Coloque o frango quente sobre as verduras e sirva com molho de suco de limão, vinagre branco, uma colher de chá de molho de soja, pimenta-do-reino esmagada e alho amassado.

Fontes

Se você quiser saber mais sobre as terapias e técnicas empregadas neste livro, as seguintes organizações podem ajudar. Não esqueça de enviar envelope selado para resposta.

TÉCNICA DE ALEXANDER

Society of Teachers of the Alexander Technique
20 London House
266 Fulham Road
London SW10 9EL
Tel: 020 7351 0828

AROMATERAPIA

The Aromatherapy Organisations Council
The Secretary, PO Box 19834
London SE25 6WF
Tel: 020 8251 7912

AYURVEDA

Ayurvedic Living
PO Box 188, Exeter
Devon EX4 5AB

FLORAIS DE BACH

The Bach Flower Centre
Mount Vernon, Sotwell
Wallingford, OX10 0PZ
Tel: 01491 834678

BIODANÇA

Biodanza UK
48 Clifford Avenue
London SW14 7BP
Tel: 020 8392 1433

CROMOTERAPIA

International Association for Colour Therapy
PO Box 3, Potters Bar
Herts EN6 3ET

TERAPIA DO SONHO

The Association of Jungian Analysts
7 Eton Avenue
London NW3 3EL
Tel: 020 7794 8711

The Transformative Dreamwork Centre
The Wing, Atcombe Court
Southwood Chester
Glos GL5 5ER
Tel: 01453 872709

FENG SHUI

The Feng Shui Company
Ballard House
37 Norway Street
London SE10 9DD
Tel: 07000 781 901

The Lucky Feng Shui Company
Sunshine Cottage, Chedzoy
Somerset TA7 8RW
Tel: 01278 433523

Feng Shui Network International
PO Box 2133
London W1A 1RL
Feng1@aol.com
Tel: 07000 336 474

CASAS DE SAÚDE

The Healthy House
Cold Harbour
Ruscombe, Stroud
Glos GL6 6DA
Tel: 01453 752216

FITOTERAPIA

National Institute of Medical Herbalists
56 Longbrook Street, Exeter
Devon EX4 6AH
Tel: 01392 426022

HOMEOPATIA

The Society of Homoeopaths
2 Artizan Road
Northampton NN1 4HU
Tel: 01604 621400

MASSAGEM

British Massage Therapy Council
17 Rymers Lane
Oxford OX4 3JU
Tel: 01865 774123

MEDITAÇÃO

Transcendental Meditation
Tel: 0990 143733
For details of centres in the UK

NATUROPATIA

General Council and Register of Naturopaths
2 Goswell Road, Street
Somerset BA16 0JG
Tel: 01458 840072

Tyringham Hall Naturopathic Clinic
Newport Pagnell
Bucks MK16 9ER
Tel: 01908 610450

TERAPIA NUTRICIONAL

The Society for the Promotion of Nutritional Therapists
PO Box 47, Heathfield
East Sussex TN21 8ZX
Tel: 01825 872921

The Institute for Optimum Nutrition
Blades Court, Deodar Road
London SW15 2NU
Tel: 020 8877 9993

PNL

Association of Neuro-Linguistic Programming
PO Box 78
Stourbridge DY8 4ZJ
Tel: 01384 443935

TERAPIA DA POLARIDADE

International School of Polarity Therapy
7 Nunney Close, Golden Valley
Cheltenham, Glos GL51 0TU
Tel: 01242 522352

PRANAYAMA

The LIFE Foundation School of Therapeutics
Maristowe House, Dover Street
Bilston, W Midlands WV14 6AL
Tel: 01902 409164

CAMA ELÁSTICA

Starbound Enterprise
PO Box 3505
London NW5 2HZ
Tel: 020 7284 1918

REFLEXOLOGIA

The British Reflexology Association
Monks Orchard, Whitbourne
Worcester WR6 5RB
Tel: 01886 821207

REIKI

The Reiki Alliance
27 Lavington Road
London W13 9NN
Tel: 020 8579 3813

SHIATSU

The Shiatsu Society of the UK
Suite D, Barber House
Storeys Bar Road, Fengate
Peterborough PE1 5YS
Tel: 01733 758341

TIMIDEZ

The Shyness Clinic
c/o The Hale Clinic
7 Park Crescent
London W1N 3HE
Tel: 01425 461740

CONTROLE DO ESTRESSE

The United Kingdom Council for Psychotherapy
167–169 Great Portland Street
London W1N 5FB
Tel: 020 7436 3002
British Autogenic Society (BAS)
Royal London Homoeopathic Hospital
Great Ormond Street
London WC1N 3HR

MUSICOTERAPIA

Susan Lever
Sound Therapy Harmony
1a Railway Cottages
Pinchinthorpe
near Guisborough TS14 8HH
Tel: 01287 636350

CURA TIBETANA

Dr Tamdin
Kailash Centre
7 Newcourt Street
London NW8 7AA
Tel: 020 7722 3939

Kate Roddick
Tibetan Healing
Burnside, Lochmaben
Dumfriesshire DG11 1TB

ADMINISTRAÇÃO DO TEMPO

Time Manager International
Tel: 01564 794100
Runs various courses in the UK

YOGA

The British Wheel of Yoga
1 Hamilton Place
Boston Road, Sleaford
Lincolnshire NG34 7ES
Tel: 01529 306851

Sugestão de leitura

GERAL

Alexander, J., **The Natural Year: A seasonal guide to alternative health and beauty**, Bantam Books, 1997

Alexander, J., **Rituals for Sacred Living**, Thorsons, 1999

Murray, M. & Pizzorno, J., **The Encyclopedia of Natural Medicine**, Optima, 1990

Sullivan, K. (ed.), **The Complete Family Guide to Natural Home Remedies**, Element, 1997

de Vries, J., **How to Live a Healthy Life**, Mainstream Publishing, 1995

ACUPRESSÃO

Harvey, E. & Oatley, M., **Acupressure**, Hodder & Stoughton, 1995

AFIRMAÇÃO

Hay, L., **You Can Heal Your Life**, Eden Grove, 1988

TÉCNICA DE ALEXANDER

Brennen, R., **Mind & Body Stress Relief with the Alexander Technique**, Thorsons, 1998

MacDonald, G., **The Complete Illustrated Guide to the Alexander Technique**, Element, 1998

AROMATERAPIA

Davies, P., **A-Z of Aromatherapy**, C. W. Daniel, 1998

Worwood, V., **The Fragrant Pharmacy**, Bantam Books, 1991

AYURVEDA

Morningstar, A., **The Ayurvedic Cookbook**, Lotus Press, 1990

Morrison, J., **The Book of Ayurveda**, Gaia Books, 1998

FLORAIS DE BACH

Ball, S., **Bach Flower Remedies for Men**, C. W. Daniel, 1996

Ball, S., **The Bach Remedies Workbook**, C. W. Daniel, 1998

Howard, J., **Bach Flower Remedies for Women**, C. W. Daniel, 1992

RESPIRAÇÃO

Bennett, B., **Breathing into Life**, Hazelden, 1993

Weller, S., **The Breath Book**, Thorsons, 1999

CHI KUNG

Chuen, L., **The Way of Healing**, Gaia Books, 1999

Cohen, K., **The Way of Qigong**, Ballantine Books, 1997

CROMOTERAPIA

Chiazzari, S., **The Complete Book of Colour**, Element, 1998

Gimbel, T., **Healing with Colour**, Gaia Books, 1994

DESINTOXICAÇÃO

Alexander, J., **The Detox Plan**, Gaia Books, 1998

MacDonald, S., **Detoxification & Healing**, Keats Publishing, 1997

TERAPIA DO SONHO

Goodison, L., **The Dreams of Women**, Women's Press, 1995

Holbeche, S., **The Power of Your Dreams**, Piatkus, 1992

FENG SHUI

Alexander, J., **Spirit of the Home**, Thorsons, 1998

Lazenby, G., **The Feng Shui House Book**, Conran, 1998

Shurety, S., **Feng Shui for the Home**, Rider, 1997

CASAS DE SAÚDE

Kruger, A., **H is for ecoHome**, Gaia Books, 1992

Logan, K., **Clean House, Clean Planet**, Pocket Books, 1997

Pearson, D., **The Natural House Book**, Gaia Books, 1989

HOMEOPATIA

Lockie, A. & Geddes, N., **The Family Guide to Homeopathy**, Hamish Hamilton, 1998

HIDROTERAPIA

Buchman, D., **The Complete Book of Water Therapy**, Keats Publishing, 1994

HIPNOTERAPIA

Peiffer, V., **Thorsons Principles of Hypnotherapy**, Thorsons, 1996

Sheehan, E., **Self-Hypnosis**, Element, 1997

JIN SHIN JYUTSU

Burmeister, A., **Practical Jin Shin Jyutsu**, Thorsons, 1998

MASSAGEM

Mitchell, S., **The Complete Illustrated Guide to Massage**, Element, 1999

MEDITACÃO

Harp, D., **The 3 Minute Meditator**, Piatkus, 1992
Kabat-Zinn, J., **Wherever You Go, There You Are**, Hyperion, 1995
Vaughan, S., **Finding the Stillness Within in a Busy World**, C. W. Daniel, 1995

NATUROPATIA

Newman Turner, R., **Naturopathic Medicine**, Thorsons, 1990
Vogel, H., **The Nature Doctor**, Mainstream Publishing, 1990

PNL

Beaver, D., **NLP for Lazy Learning**, Element, 1998
O'Connor, J. & McDermott, I., **The Principles of NLP**, Thorsons, 1996

TERAPIA NUTRICIONAL

Holford, P., **The Optimum Nutrition Bible**, Piatkus, 1997
Lazarides, L., **The Nutritional Health Bible**, Thorsons, 1997

TERAPIA DA POLARIDADE

Stone, R., **Health Building**, CRCS Pubns, 1985

CAMA ELÁSTICA

Wilburn, M., **Starbound**, Orion, 1993 (mail order only)

REFLEXOLOGIA

Ducie, S., **The Self-Help Reflexology Handbook**, Vermilion, 1997
Gillanders, A., **Reflexology: A step-by-step guide**, Gaia Books, 1995

REIKI

Honervogt, T., **Reiki**, Gaia Books, 1998
Hall, M., **Practical Reiki**, Thorsons, 1997

SHIATSU

Ferguson, P., **The Self-Shiatsu Handbook**, Newleaf, 1996
Lundberg, P., **The Book of Shiatsu**, Gaia Books, 1999

TIMIDEZ

Crawford, L. & Taylor, L., **The Element Guide: Shyness**, Element, 1998

MUSICOTERAPIA

Goldman, J., **Healing Sounds**, Element, 1996
Dewhurst-Maddock, O., **Healing with Sound**, Gaia Books, 1997

CONTROLE DO ESTRESSE

Peiffer, V., **Principles of Stress Management**, Thorsons, 1996
Wildwood, C., **The Complete Guide to Reducing Stress**, Piatkus, 1997

TANTRA

Anand, M., **The Art of Sexual Magic**, Piatkus, 1995

CURA TIBETANA

Donden, Y., **Healing through Balance**, Snow Lion Pubns, 1986

ADMINISTRAÇÃO DO TEMPO

Adair, J., **Effective Time Management**, Pan Books, 1988
Atkinson, J., **Better Time Management**, Thorsons, 1992
Douglass, M. & Douglass, D., **Manage Your Time, Your Work, Yourself**, Amacom, 1993

VISUALIZAÇÃO

Graham, H., **Visualisation: An introductory guide**, Piatkus, 1996

YOGA

Nagarathna, R., Nagendra, H., & Monro, R., **Yoga for Common Ailments**, Gaia Books, 1990
Shivapremananda, S., **Yoga for Stress Relief**, Gaia Books, 1997
Weller, S., **Yoga for Long Life**, Thorsons, 1997

Índice Remissivo